髋周骨折诊治临床指南

KUANZHOU GUZHE ZHENZHI LINCHUANG ZHINAN

主　编　刘俊建

编　委　（以姓氏笔画为序）

王建广　王徐灿　刘　杰

刘俊建　孙业青　杨伟志

张　帆　周黎辉　郑龙坡

单连成　陶　坤　蔡　明

蔡新宇

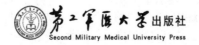

第二军医大学出版社
Second Military Medical University Press

内 容 简 介

　　全书共分为7章，着重介绍了髋关节的应用解剖、髋臼骨折、股骨头骨折、股骨颈骨折、股骨粗隆间骨折、股骨粗隆下骨折及假体周围骨折的病因、分型以及最新的固定技术与治疗理念。

　　本书紧密联系临床实际，图文并茂，内容丰富，适合临床骨科实习医师、住院医师阅读，也可供骨科主治医师参考。

图书在版编目(CIP)数据

　　髋周骨折诊治临床指南/刘俊建主编. —上海：第二军医大学出版社，2014.6
　　ISBN 978-7-5481-0867-2

　　Ⅰ. ①髋… Ⅱ. ①刘… Ⅲ. ①髋骨折—诊疗—指南 Ⅳ. ①R683.3-62

中国版本图书馆 CIP 数据核字(2014)第 104754 号

出 版 人　陆小新
责任编辑　画　恒　高　标

髋周骨折诊治临床指南
主编　刘俊建
第二军医大学出版社出版发行
http://www.smmup.cn
上海市翔殷路 800 号　邮政编码：200433
发行科电话/传真：021-65493093
全国各地新华书店经销
江苏句容排印厂印刷
开本：850×1168　1/32　印张：5.25　字数：95 千字
2014 年 6 月第 1 版　2014 年 6 月第 1 次印刷
ISBN 978-7-5481-0867-2/R·1620
定价：20.00 元

前　言

　　髋关节是人体内最大、最重要的关节,是连接躯干与
下肢的枢纽。髋关节周围骨折由于其解剖结构复杂,周围
有许多肌肉附着和重要血管神经经过。因此,骨折复位和
固定都不容易,其疗效也会受到影响。髋关节周围骨折主
要包括髋臼骨折、股骨头骨折、股骨颈骨折、股骨粗隆间骨
折、股骨粗隆下骨折及髋关节假体周围骨折。不同部位、
不同类型的骨折,治疗的选择也会大不一样。近年来,随
着内固定器械和技术的发展,对于髋关节周围骨折更多地
采用内固定治疗。不过,对于一些年龄较大,严重骨质疏
松的患者,复位与内固定都很困难,甚至骨折严重粉碎已
导致关节功能丧失,可能要考虑行关节置换手术,重建关
节的功能。我们在多年临床工作的基础上,结合新的内固
定器械和技术,研究更为实用的治疗方法。特别是针对老
年骨质疏松的患者,既要做到复位好、创伤小,又要最大程
度地恢复关节的功能。本书共分为七章,全面介绍了髋关
节的应用解剖和髋周骨折的病因、分型、治疗方法和进展。

由于我们的学识水平有限,对于新的资料可能收集不全,在编写过程中,难免有疏漏之处,为此,殷切期望各位专家、读者不吝赐教。

编　者
2014 年 3 月

目 录

CONTENTS

第一章 髋关节的应用解剖 / 1

一、关节结构 / 1

二、关节的运动 / 12

第二章 髋臼骨折 / 16

一、概述 / 16

二、骨折分型 / 18

三、治疗 / 25

四、术后康复和并发症 / 35

第三章 股骨头骨折 / 38

一、概述 / 38

二、骨折分型 / 39

三、临床表现及诊断 / 40

四、治疗 / 43

五、并发症 / 52

第四章　股骨颈骨折 / 55

一、概述 / 55

二、病因与分型 / 61

三、临床表现及诊断 / 63

四、治疗 / 66

五、展望 / 81

第五章　股骨粗隆间骨折 / 84

一、概述 / 84

二、病因与分型 / 85

三、临床表现与诊断 / 89

四、治疗 / 90

第六章　股骨粗隆下骨折 / 116

一、概述 / 116

二、病因与发病机制 / 117

三、骨折分型 / 117

四、临床表现及诊断 / 119

五、治疗 / 119

六、并发症 / 127

第七章　假体周围骨折 / 132

一、概述 / 132

二、全髋置换术中髋臼假体周围骨折 / 133

三、全髋置换术中股骨假体周围骨折 / 136

四、THA术后股骨假体周围骨折 / 142

第 **1** 章

髋关节的应用解剖

髋关节由髋臼与股骨头组成,其周围有强有力的肌肉层覆盖,是人体中最深的关节,也是完善的球臼关节(杵臼关节)。髋关节的主要功能是负重及维持相当大范围的运动,并且有极大减轻震荡的能力。因此,其构造特点是稳定、有力而灵活。

髋关节因位于全身的中间部分,它同时需担负因杠杆作用而发生的强大压力,因而治疗髋关节的目的,主要在于恢复其负重和运动功能。两者相比,应着重负重的稳定性,其次才是运动。

一、关节结构

(一) 股骨头与髋臼

1. 股骨头

股骨头为一个 2/3 的球状体,其上方略呈扁平。关节面朝向上内方,并稍向前。在关节面的中央,有一个凹陷,称为股骨头凹。股骨头关节面除股骨头凹外,均覆以透明软骨,与髋臼相比,它的关节面较大,这样可以增加活动范围。

2. 髋臼

髋臼在髋骨的外面,形如乳钵,由髂、坐、耻三骨的体组成。在髋臼窝的外围有月状面,形如马蹄,覆被以透明软骨。非关节面部分位于马蹄形二臂之间,称为髋臼窝。髋臼下方的豁为髋臼切迹,其间有横韧带横架,这样把髋臼做成宽整的球凹形。

髋臼窝内充满移动性脂肪组织,随着关节内的压力改变而时出时入。这样可以维持关节内压力的平衡。髋臼边缘有关节盂唇附着,以增加髋臼深度(图1-1)。

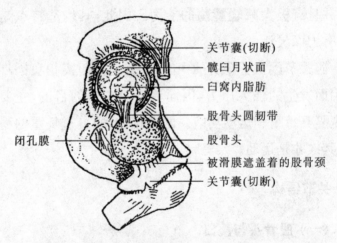

图1-1   左侧髋关节(股骨头脱出)

(二) 滑膜与黏液囊(滑囊)

1. 滑膜

滑膜衬于关节囊之内,在远端反折包裹股骨颈,圆韧带亦为其包围,同时它遮盖了横韧带和髋臼窝内的脂肪。滑膜在股骨颈部形成几条疏松纵行的皱襞,到股骨头的血管即有一部分自此进入。

2. 黏液囊

(1) 髂腰肌黏液囊 位于髂腰肌腱与关节囊之间,80%与关节囊相通。

(2) 大粗隆黏液囊 介于臀大肌和大粗隆之间。

以上两个黏液囊均有利于髋关节的运动,减少了肌腱与关节任何部分的摩擦。

(三) 关节囊

上缘附着在髋臼边缘的外围。下缘在股骨的前面附着在粗隆间线,后面附着在粗隆间嵴的内侧。因此,粗隆间嵴与粗隆窝均在囊外,股骨颈的外侧部分也在囊外(图1-2)。

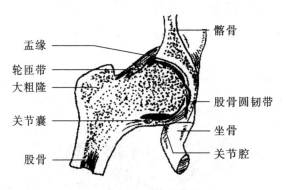

图1-2 髋关节额状面

关节囊的纤维应当平行呈水平排列,以后之所以呈螺旋形、斜形或扭转方向,主要是因为人类直立产生的结果。

关节囊的厚度也并非一致,在髂股韧带之后显得坚厚,而在髂腰肌腱下显得薄弱,甚至部分缺如,但此处有髂腰肌加强之。髋关节囊纤维方向朝外,横过股骨颈的后面,但不附着其上。实际上有一部分滑膜突出于关节囊的外下,因为闭孔外肌腱正好由股骨颈的下部越过,所以这个突出的滑膜部分也做成闭孔外肌腱下的黏液囊。

关节囊的前后均有韧带加强,以前方的髂股韧带最为坚强,但在它的两束之间较为薄弱,为补救此缺点,髂腰肌腱恰好遮盖其上。

在腰大肌的浅面有股动脉,动脉的外侧是股神经,动脉的内侧是股静脉,它们均与关节囊粘连甚近(图1-3)。供应股骨颈的动脉大部循关节囊附着部进入,只有极少部分由股骨头圆韧带进入。当骨折发生在股骨颈近端而致关节囊破裂时,则大部血液供应受阻,股骨头往往因缺血而发生坏死。反之,骨折线愈接近股骨颈的基底,则愈合的机会愈大。

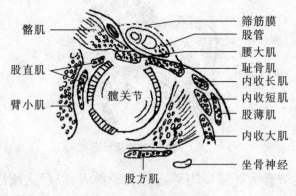

图1-3　左髋关节横切面

(四) 韧带

1. 髂股韧带

髂股韧带是全身最强的韧带,位于髋关节的前方。此韧带的上端附着于髂前下棘及棘后一寸处的髋臼缘;下端分为两束,附着于股骨粗隆间线。在两束之间韧带为薄弱,有时成为一孔,如此髂腰肌下黏液囊即与关节囊相通;纤维方向朝下并大部向内,在股骨内旋时显得特别紧张。

髂股韧带有限制过分伸髋运动的作用。当站立时,能保持身体重量于髋关节上。此韧带与臀大肌能将身体牵至直立姿势。在髋关节的所有动作中,除屈曲外,髂股韧带均维持在一定的紧张状态。平常整复髋关节脱位时,即以此韧带作为支点。

2. 耻骨囊韧带

耻骨囊韧带较薄弱,起于髂耻隆起,止于股骨粗隆间线的下部,与髂股韧带相连成"N"形(图1-4)。

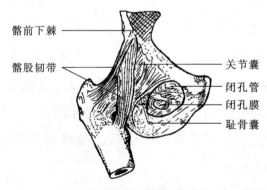

图 1-4　髋关节囊前面

3. 坐骨囊韧带

在关节后面,略呈螺旋形。起于坐骨体,向上外止于大粗隆底。它可防止髋关节过度内旋(图 1－5)。

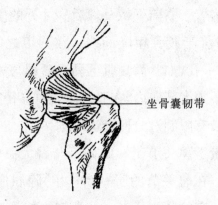

坐骨囊韧带

图 1－5　右髋关节(后面)

4. 轮匝带

轮匝带为关节囊在股骨颈深层纤维的环状增厚部分,能约束股骨头向外脱出。相当于股骨颈中段的位置,它具有扶持之力。

5. 股骨头圆韧带

股骨头圆韧带是一囊内韧带,呈三棱形扁平纤维带。起于髋臼切迹及横韧带,止于股骨头臼,表面罩以滑膜。严格来讲,圆韧带虽在关节囊内,却在滑膜之外,如被一滑膜管包绕向下与覆盖髋臼窝脂肪的滑膜和覆盖横韧带的滑膜相续。

圆韧带的功能很难确定,在髋关节半屈、内收或外旋时即行紧张。它有无保持股骨头于髋臼中的作用,仍属疑问。惟有一点可以肯定,即由闭孔动脉后支发出的股骨头小动脉由髋臼孔进入此韧带。故其作用甚似肠系膜。一般说来,圆韧带是人类进化残余的构造。有人认为是由关节囊或耻骨肌的一部分发生而来。

从髋关节周围的韧带来观察,即可发现关节囊的内下与后下方比较薄弱,故股骨头脱位往往在此处发生。

(五)肌肉

髋关节的前面有髂腰肌,后方有外旋肌群,如梨状肌、孖上肌、孖下肌、闭孔内肌、股方肌等。在髋关节的外侧,臀中肌、臀小肌和阔筋膜张肌是有力的外展肌,它们的前部纤维同时可以帮助内旋。大粗隆上面的隆起对于附着其上的肌肉起着有力的杠杆作用。

1. 浅层

(1)臀大肌 是身体中最大的一块肌肉,呈菱形。起于髂骨翼外面臀后线的一个小区和骶、尾骨的背面。肌纤维向外下方斜行,大部止于髂胫束,小部分止于股骨的臀肌粗隆,亦即股骨干上外侧。但覆盖臀大肌之筋膜甚薄,尾骨尖与坐骨结节联线的延长线,止于股骨干上中 1/3 交点处,此线即代表臀大肌的下线;另外自髂后上棘画一平行于上述的线,该线与上述线所形成的菱形块即为臀大肌的位置。可见,臀大肌覆盖着大部臀部肌肉和血管神经,故在实行臀部手术时顺其纤维方向剖开为好。

　　臀大肌为惟一覆盖股骨大粗隆的肌肉,它在大粗隆及股外侧腱膜上呈腱膜性。臀大肌在越过坐骨结节时有一黏液囊将其分开,在惯于坐在硬面上的人如成衣匠、骑马人,此黏液囊易因刺激而发生炎症。在这种情况下如患者仰卧,将大腿屈曲或将躯干前屈时,则黏液囊因紧张而发生疼痛。另一黏液囊介于臀大肌与大粗隆之间,常为结核病侵袭的地方。

　　臀大肌深面有一层疏松网状脂肪组织,由骨盆经坐骨大切迹下行的感染或因髋关节囊破溃的脓液往往在此处滋生并形成臀大肌下脓疡。初起时,由于臀大肌甚厚而不易发觉,待脓液聚多时则外表之膨隆显得突出。脓液可向下至臀大肌下缘并沿坐骨神经直达膝后部。在少数情况下,臀大肌的深面相当于梨状肌之上,可因骨盆内压力增高形成臀脱肠,此乃注意鉴别。

　　臀大肌的神经由臀下神经发出,在固定其起端时可使已屈之股伸直。在躯干前俯时,则能固定于其上端,使之归还直立的姿势。此外,臀大肌尚能使大腿外旋。平时当我们漫步在平地时,臀大肌并不起太大作用,但当攀登上楼梯时,臀大肌是股伸直的一个强有力的肌肉。臀大肌萎缩时,患者常常以一手托撑患侧的臀部以助行走。如要臀大肌发挥作用,必须在它的起点与止点间保持相当距离。陈旧性股骨颈骨折患者因为大粗隆大移,虽然臀大肌尚完好,但因过分松弛而难以发挥作用。

（2）阔筋膜张肌　位于臀部外下方的皮下，包在阔筋膜的鞘内。上端起自髂前上棘及棘后髂嵴外唇前 2.5 cm 处，肌腹下端移行至股骨上中 1/3 交点处，止于髂胫束及髂胫束粗隆。神经支配由臀上神经发出。该肌可向上牵引髂胫束，协助屈大腿。如与臀大肌一同收缩时，能在股骨直线上牵引胫骨和小腿。

臀大肌、阔筋膜张肌及髂胫束在髋部构成一浅肌层，其地位相当于肩部的三角肌束。在显露髋关节后外侧时可以沿臀大肌前缘之筋膜向下至髂胫束切开。

2. 深层

（1）臀中肌　起于髂骨翼外面臀后、臀中二线之间，向下行，止于股骨大粗隆外侧面。前部为阔筋膜张肌所覆盖，后部则为臀大肌所覆盖。神经支配来自臀上神经。其前部纤维有内旋之力，后部纤维有外旋之力，但其主要功能为大腿外展。在走路时，保持躯干正直，髋相对固定，在提腿跨步时由臀中肌和臀小肌收缩抬高。

臀中肌及大粗隆的滑液囊有时可发生钙质沉积，并可受到结核病的侵袭。

（2）臀小肌　起于髂骨翼外面臀中、臀下二线之间，渐成扁腱止于大粗隆前面，在臀中肌的深面。臀中、小肌覆盖髂骨并从上面覆盖髋关节。臀小肌能外展及微内旋大腿，其神经支配与臀中肌同。

（3）梨状肌　呈三角形，大部起于骶骨前面外侧部。

由坐骨大孔出盆。紧贴髋关节囊的后上部,向外止于大粗隆的尖端。如自尾骨尖至髂后上棘连线中点到大粗隆顶画一线即为梨状肌的下界(图1-6)。

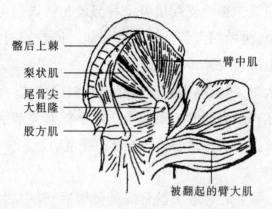

图1-6　臀中肌、梨状肌的位置

　　梨状肌是臀部一重要标志,因在其上缘有臀上动静脉及臀上神经穿出。自其下缘则有臀下动静脉、臀下神经、坐骨神经、阴部内动脉重要结构穿出。

　　(4) 闭孔内肌、孖肌及股方肌　闭孔内肌起于闭孔膜的内面及其周围,由坐骨小孔出盆横行向外,越过髋关节的背后。止于大粗隆内侧面。闭孔内肌的上、下两缘各伴以孖上、孖下肌。这三条肌肉介于上为梨状肌,下为股方肌之间。孖上肌起于坐骨小孔的上缘(坐骨棘),孖下肌起于坐骨小孔的下缘(坐骨结节)。股方肌则在孖下肌之下,起于坐骨结节的外侧,止于股骨大粗隆后面的股方肌结节。股方肌的下缘与坐骨结节下端在同一平面。

（六）股骨头、颈的血液供应

研究股骨头、颈的血液供应有极重要的临床意义，因为无论骨折、脱位或手术都可损伤头、颈的血运。股骨头、颈的血运被破坏后，不但对于日后骨愈合造成不良影响，而且将成为股骨头无菌性坏死和创伤性关节病的主要发生因素。髋关节的血液供应有 4 个来源：①闭孔动脉；②旋股内动脉；③旋股外动脉；④股骨滋养动脉。除小部分通过圆韧带外，大部分循关节囊入内。旋股外动脉与关节囊相贴很近，沿粗隆间线上行，有穿支穿入关节囊，沿股骨颈行走，供应股骨头与颈部。旋股内动脉很重要，在粗隆间嵴沿颈部发出后上群及后下群分支进入头部。如果血管损伤，将使股骨头发生无菌性坏死或继发性创伤性关节炎的可能性大为增加。股骨头的血运主要来自 3 个途径。

1. 来自关节囊的小动脉

经过旋股内动脉或旋股内外动脉、臀下动脉和闭孔动脉的吻合部到关节囊附着部，分为上下两组进入股骨颈。上组叫干骺端动脉，沿滑膜走行，进入股骨颈基底部的上外侧。其分支为外骺动脉，供应股骨头的外上部分。下组叫下干骺端动脉，进入股骨颈基底部的下内侧，供应股骨颈内下部分。它们与股骨滋养动脉相吻合，据说在 80% 的尸体中也与股骨头圆韧带内的动脉相吻合。

2. 来自股骨干滋养动脉

此路血运仅达股骨颈基底部。

3. 来自圆韧带的小动脉

由闭孔动脉后支发出,经髋臼切迹横韧带下的髋臼孔进入,称为内骺动脉。此动脉较细,仅可供应股骨头内下部分的血运,与外骺动脉间有吻合支。可见,为避免股骨头发生坏死,保持这些血管的完整性是非常重要的。

(七) 神经

分布在髋关节囊上的感觉神经在前、后方各有两条。前方者来自股神经及闭孔神经的分支。其中由股神经来的关节神经变异较多,大部分为耻骨肌支,另一部分是股四头肌支,在关节囊的前方支配近侧内面及远侧的外面。另有股神经副支从耻骨肌支形成关节神经支。闭孔神经的部分前支和后支的大部分组成关节神经,由近端到远端分布关节囊内侧。闭孔神经副支自腰神经丛分出后,到关节前方支配整个近端及远端的内侧。

臀上神经由臀小肌到关节囊,支配髋关节后方的外侧、坐骨神经的孖下肌支和股四头肌支由近到远支配髋关节囊后方的外侧。

二、关节的运动

髋关节为杵臼关节,它虽能作多轴运动,但因髋臼很深,股骨头的关节面并非过大,故其运动受到了一定程度的限制,其灵活性与肩肱关节相比,则相距甚远(图1-7)。

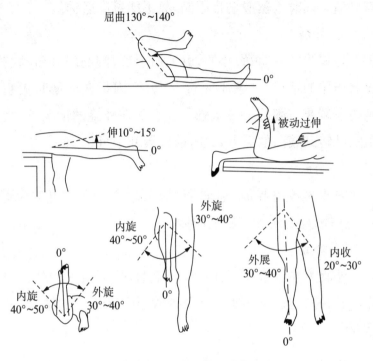

图 1-7　髋关节的运动范围

1. 屈

屈为髂腰肌、股直肌、缝匠肌、耻骨肌、臀中肌和臀小肌前部共同作用的结果，可达 145°。如在屈膝时屈髋，则可使大腿与腹壁接触。此时，股骨头的关节面与髋臼相距 1~2 cm。

2. 伸

伸为臀大肌、腘绳肌、内收大肌坐骨部共同作用的结果，可达 20°左右。在伸髋时因关节面十分接近，故不如屈髋灵活。同时因髂股韧带限制,故不能过度后伸。

3. 外展

外展为臀中肌、臀小肌、臀大肌上部、阔筋膜张肌与缝匠肌作用的结果,一般不超过 90°。原因是在外展时大粗隆的顶端要与髋臼上缘抵触。当大腿在外旋的情况下,大粗隆已转到髋臼的后方,此时的外展几乎可达 160°。

4. 内收

内收为各内收肌、耻骨肌、股薄肌作用的结果,不超 35°。原因是受对侧大腿的限制。

5. 外旋

外旋为梨状肌、闭孔内肌、孖上肌、孖下肌、股方肌、闭孔外肌、臀大肌、臀中肌后部及内收肌上部作用的结果,可达 80°。

6. 内旋

内旋为臀中肌、臀小肌前部及阔筋膜张肌作用的结果,缝匠肌有微旋之力。因内旋受着坐骨囊韧带的限制,所以比起外旋来活动范围较小,可达 40°。

7. 环转

环转乃是髋关节的屈、外展、伸、内收运动轮替进行的结果。

在下肢固定的情况下,骨盆可沿额轴做前、后倾运动,这个运动是两侧髋关节联动的运动。

参 考 文 献

[1] 赵钟岳,李世民,娄思权,等.关节外科学[M].天津：天津科学技术出版社,2002.

[2] 罗先正,邱贵兴.人工髋关节学[M].北京：中国协和医科大学出版社,2003.

[3] 戴尅戎.髋关节的生物力学[M].北京：人民卫生出版社,2002.

第**2**章

髋臼骨折

一、概述

髋臼骨折是一种严重而复杂的损伤,主要由交通和工伤事故引起,多见于青壮年。虽然与身体其他部位的骨折相比仍属少数,但随工业和交通的发展,该损伤在我国呈上升趋势。

髋臼位于髂前上棘与坐骨结节连线中间,为半球形深窝,在发育上,它由坐骨体、耻骨体及髂骨体三部分构成。出生时,三骨仅部分愈合,在 13～14 岁时,三骨在髋臼仍借"Y"形软骨相隔,此时髋臼主要由坐骨构成,髂骨次之,耻骨最少,14～16 岁时,三骨相继开始融合,至 20～25 岁时,所有骨化中心均愈合,这时髂骨构成髋臼的顶,占整个髋臼面积的 2/5,坐骨构成髋臼的后壁和底,所占面积也为 2/5,而耻骨在构成髋臼的面积上只占 1/5,构成髋臼的前壁。

髋臼的前后缘间距 5.5～6.5 cm,上下缘间距 5.6～6.6 cm,除髋臼下方为髋臼横韧带,无髋臼骨缘外,髋臼前、后、上部均为上尖下平的锥形结构,厚而坚实,其中尤以上 1/3 最为坚强,形成一个强有力的支点,在站、坐位时将躯干的重量传达到股骨头,髋臼缘后 1/3 能维持关节稳定,亦较厚。髋臼的后下部至坐骨结节部分形成另一个有力的支点,在坐位时传达体重。髋臼下 1/3 与上、后部相比较为薄弱,尤其是内侧的髋臼窝,有时薄如纸样隔膜,外伤时股骨头可由此向内穿透,进入盆腔。

Judet 和 Leutournel 于 1964 年提出髋臼概念,即髋臼位于前柱和后柱所形成的倒"Y"形两臂的凹面,因而髋臼骨折必然波及前柱或后柱。

后柱也称髂坐柱,体积大,厚而坚实,适于安放内固定器械。该部由坐骨体和紧接其上的部分髂骨组成。起于坐骨大切迹的密质骨部分,向下通过髋臼的中心,闭孔至耻骨下支和坐骨结节。后柱的截面呈三角形,内面由坐骨体内侧的四边形面构成,并向后延伸至坐骨棘,最后止于坐骨结节;前外侧面包括髋臼关节面的后份,并以凸出的髋臼下角为界,再向下延伸至坐骨体。

前柱也称为髂耻柱,起于髂嵴前部,止于耻骨联合。前柱可分髂骨部,髋臼部和耻骨部三段。髂骨部或髂骨翼前部,由内侧面以髂耻线为界的凹形骨盆面组成,其外表面以厚而粗糙的臀肌嵴为特点,该嵴由髋臼顶上行至臀中肌粗隆,髂骨部前缘有髂前上棘和髂前下棘,后者与髋臼缘相连续。髋臼部呈三棱形,后外侧面支撑髋臼关节面和髋臼窝的前份；内侧面呈凹形，起于四边形的前部，止于闭膜管；其前、上界为髂耻线。前上面紧接髂前下棘和髂耻隆起下方，延伸构成髋臼前份内壁，以髂耻线为界。耻骨部是前柱的最下部分，由耻骨下支构成，也是前柱最细弱的部分，其前上面为耻骨肌的起点，作用于该部位的内固定钢板必须与耻骨螺旋形的三维形状相符。累及前柱骨折通常位于髂前下棘以下，而不扩展至髂嵴。

前后两柱以 60°相交形成一倒"Y"形或拱形结构，拱顶为髋臼关节面的上部，即承重面，这一拱顶由从髂前上棘后方到后柱的坚强密质骨形成，称臼顶部。臼顶具有重要的临床意义，累及该部的骨折要求达到解剖复位。

二、骨折分型

(一) Judet-Letournel 分型

按这种分型方法髋臼骨折主要有 10 种，前 5 类为简单骨折，基本都有 1 条骨折线，后 5 种为复杂骨折，每种都有 2 条骨折线，前者为后壁、后柱、前壁、前柱、横行骨折，后者为"T"形骨折，前柱与半横骨折，横行与后壁骨折，后柱与后壁骨折，前柱加后柱骨折。

(1) 后壁骨折(fracture of posterior wall) 系髋臼后壁或后缘的大块骨折，包括关节软骨，但不涉及盆面的骨皮质，有时骨折向上延伸及臼顶区骨折块向后上移位，股

骨头向后脱位,其与髋关节后脱位加臼后缘骨折,除骨折
块有大小之分外,与后脱位基本相同。正位 X 线片显示后
唇线中断移位,闭孔斜位,显示骨折块(图 2-1)。

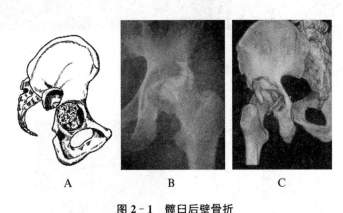

图 2-1 髋臼后壁骨折

注 A:示意图;B:X 线片;C:CT 三维成像。

(2)后柱骨折(fracture of posterior colum) 骨折线
由后柱经臼底弯向下方,后柱比较坚实,引起骨折的暴力
较大,故常伴有同侧耻骨下支或坐骨下支骨折,骨折块向
内上方移位,股骨头呈中心脱位,至坐骨大孔变小,有时可
损伤坐骨神经,在 X 线片上髂坐线中断。闭孔斜位示闭孔
环和后唇线断离,髂骨斜位示后柱在坐骨大切迹处骨折
(图 2-2)。

(3)前壁骨折(fracture of anterior wall) 臼的前壁
或前缘骨折,骨折线起于髋臼前缘、波及髋臼前方与内
侧关节面,但不累及前柱,临床上发生率相对较低(图
2-3)。

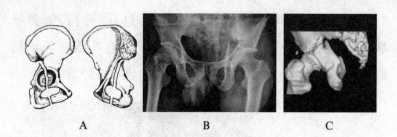

图 2-2 髋臼后柱骨折

注 A：示意图；B：X 线片；C：CT 三维成像。

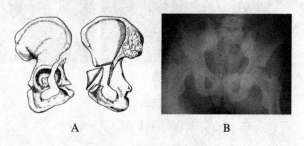

图 2-3 髋臼前壁骨折

注 A：示意图；B：X 线片。

（4）前柱骨折（fracture of anterior colum） 骨折线由髂骨前柱经臼底弯向下方，至耻骨下支中部，向上可至髂嵴，骨折块向盆腔移位，股骨头中心脱位，X 线片上髂耻线中断。髂耻线合并股骨头和泪滴内移闭孔斜位片示前柱线在髂嵴或髂前上棘和耻骨支处断离（图 2-4）。

（5）横行骨折（transverse fracture） 骨折线横贯髋臼的内壁与臼顶的交界处，通过前柱与后柱，但非双柱骨折，因其臼顶部或负重区仍连在髂骨上，前后柱亦为分开，但向内移位，股骨头向中心脱位，横骨折的平面可有高低

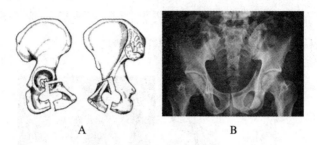

图 2-4　髋臼前柱骨折

注　A：示意图；B：X线片。

之分，高位横骨折通过臼的负重区，低位横骨折，经过前后柱低于负重区，在斜位片上可见双柱未分开，以与"T"形骨折或前后双柱骨折鉴别。在 X 线片正位，闭孔斜位，髂耻线，髂坐线，臼前后唇线均在髋臼同一平面被横断，可分为 3 个亚型：①下型（图 2-5A-a）；②近关节型（图 2-5A-b）；③横行（图 2-5A-c）。

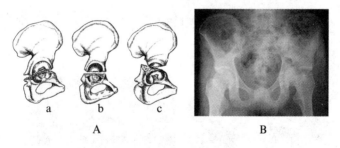

图 2-5　髋臼横形骨折

注　A：示意图；B：X线片。

（6）"T"形骨折（T shaped fracture）　"T"形骨折是横行骨折的基础上，又有一个垂直的骨折线，通过后柱四边形面区和髋臼窝,向远侧累及闭孔环致后柱完全游离,向内移位,股骨头中心脱位(图2-6)。

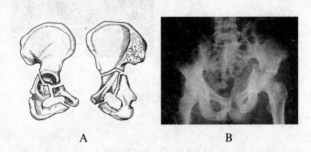

图2-6　髋臼"T"形骨折

注　A:示意图;B:X线片。

(7) 后柱加后壁骨折(fracture of posterior colum and wall)　骨折线从坐骨大切迹延伸至髋臼窝,也可延伸至闭孔,后柱骨折块向内移位,股骨头中心脱位少数有后脱位,X线片可见髂耻线连续,而髂坐线和后唇线中断并内移。坐骨结节骨折,闭孔斜位示后壁骨折块移位,髂骨斜位见后柱骨折移位(图2-7)。

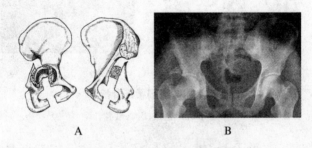

图2-7　髋臼后柱加后壁骨折

注　A:示意图;B:X线片。

(8)横行加后壁骨折(transverse and posterior wall fracture)　在前述横行骨折加上后壁骨折,股骨头向后内移位,髂骨斜位片上可见四边体骨折,髂骨翼完整,闭孔斜位可见后壁骨折,如骨块后移,则可见横行骨折线(图2-8)。

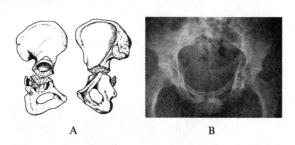

A　　　　　　　**B**

图 2-8　髋臼横形加后壁骨折

注　A:示意图;B:X线片。

(9)前柱或前壁骨折加半横骨折　骨折线由髂前下棘向下穿过髋臼窝止于耻骨上支联结处,后半部分为横行骨折的后柱骨折。正位片和闭孔斜位示前柱骨折变位,髂骨斜位示后柱骨折变位。与双柱骨折不同点是一部分髋臼仍与髂骨翼相连,闭孔环的后柱完整,后柱无移位,而髂耻线移位,闭孔斜位可显示前柱或前壁骨折块的大小(图2-9)。

(10)双柱骨折(both colum fracture)　双柱均有骨折并彼此分离,后柱的骨折线从坐骨大切迹向下延伸至髋臼后方,前柱骨折线至髂骨翼,臼前壁骨折至耻骨支骨折,骨折块内移,股骨头中心脱位。正位X线片和闭孔,髂骨两斜位片分别显示前柱和后柱骨折的特征(图2-10)。

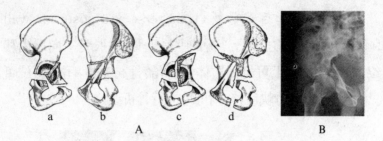

图 2 - 9　髋臼前柱或前壁骨折加半横骨折

注　A：示意图；B：X 线片。

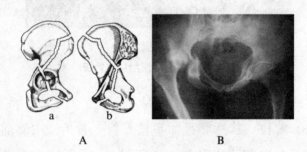

图 2 - 10　髋臼双柱骨折

注　A：示意图；B：X 线片。

（二）AO 分型

主要分为以下几型（表 2 - 1）。

表 2 - 1　髋周骨折的 AO 分型

主型及损伤特点		亚型及损伤特点
A 型　部分关节内骨折，仅涉及二柱中的一柱	A1	后壁骨折
	A2	后柱骨折
	A3	前柱或前壁骨折

（续表）

主型及损伤特点		亚型及损伤特点
B型	部分关节内骨折，涉及横向结构	B1 单纯横行骨折
		B2 "T"形骨折
		B3 前柱和后方半横行骨折
C型	完全关节内，涉及双柱	C1 高位，延伸到髂嵴的骨折
		C2 低位，衍生至髂骨前方的边缘
		C3 延伸到骶髂关节的骨折

（三）脱位程度

髋臼骨折脱位可分为3度。Ⅰ度脱位，股骨头向中心轻微脱位，头顶部仍在臼顶负重区之下，不论复位完全与否，髋关节活动功能可基本保持；Ⅱ度脱位，股骨头突入骨盆内壁。头顶部离开臼顶的负重区，正在内壁与臼顶区之间的骨折线内，如不复位，髋关节功能受到严重破坏；Ⅲ度脱位，股骨头大部分或全部突入骨盆壁之内，如不复位，则髋关节功能完全丧失。

三、治疗

（一）非手术治疗

Olesen和Matta制定的非手术适应证：①通过关节上方10 mm CT扫描显示关节面完整；②在不牵引条件下，X线片前后位和斜位像显示股骨头和上方髋臼相容性良好；③后壁骨折，CT显示至少保留50%髋臼完整。有学者认为对于全身条件情况较差的多发伤和系统性疾病患者,以及骨质疏松的患者也应该列入非手术治疗的适应证范围。

(二) 手术治疗

1. 手术指征

一般认为髋臼骨折的手术指征:①骨折移位>3 mm;②合并股骨头脱位或半脱位;③关节内游离骨块;④CT 示后壁骨折缺损>40%;⑤移位骨折累及臼顶;⑥合并坐骨神经损伤需同时探查者;⑦多发性骨折、合并同侧股骨颈骨折或股骨干骨折,保守治疗无法发挥作用的。

2. 手术时机

髋臼骨折多为高能量损伤,并发症多,患者一般情况差,故除以下情况外不提倡急诊手术治疗:①合并闭合复位失败的股骨头脱位;②由于髋臼后壁大块骨折缺失,单靠牵引无法维持股骨头位置的髋关节脱位;③髋关节脱位复位后出现的坐骨神经损伤。一般认为手术于伤后 3~7 d进行,此时深部的创伤性出血已停止,而影响复位的瘢痕组织尚未形成,有利于骨折的准确复位并减少出血量。

3. 手术入路

手术入路的选择是髋臼骨折治疗中的关键,合适的手术入路可以使骨折暴露更加充分,减少创伤,有利于骨折复位和固定。目前常用的手术入路主要有:前侧入路(髂股入路、髂腹股沟入路及其改良入路)、后侧入路(Kocher -

Langenbeck 入路、改良 Kocher－Langenbeck 入路)、扩展入路和前后联合入路(Kocher－Langenbeck 入路＋髂腹股沟入路或髂股入路)。

(1) Kocher－Langenbeck 入路 切口起于髂后上棘或其下方两横指处,经大转子顶点向远侧延伸至大腿外侧约 10 cm。该入路可以显露髋臼后部结构和坐骨神经,适用于后壁骨折、后柱骨折、后柱伴后壁骨折,也适用于横行骨折、横行伴后壁骨折、"T"形骨折以及前后联合入路的后路部分。该入路的优点是能充分显露髋臼后壁及后柱骨折,多数骨科医师对该入路的解剖比较熟悉,手术操作简单、易于掌握,创伤相对较小。这种手术入路的不足之处:①由于受髂胫束、臀上血管神经和大转子的限制,髋臼上方的髂骨、后方的坐骨大切迹和前方的耻骨体显露不足;②若术中操作不慎,容易发生坐骨神经、旋股内侧动脉以及臀上血管神经损伤;③如果过度劈开臀大肌,可造成臀下神经肌支的牵拉损伤,造成部分臀大肌纤维失神经支配;④术后异位骨化的发生率相对较高;⑤术后功能恢复较慢(图 2-11)。

(2) Kocher－Langenbeck 改良入路 又称经大转子截骨入路。除 K-L 入路显露的范围外,还可以较好地显露后柱上部至坐骨大切迹、髋臼顶、髂骨翼下部和前柱的一部分。大转子截骨和臀小肌剥离增加了异位骨化的发生率,术中清除坏死的臀小肌可以减少异位骨化的发生。

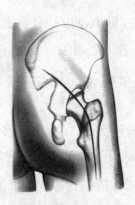

图 2 - 11 髋臼骨折 Kocher - Langenbeck 入路示意图

（3）髂腹股沟入路 切口起于前 2/3 髂棘，沿髂前上棘腹股沟韧带和耻骨联合上方 2 cm 处切开。此入路适用于前壁骨折、前柱骨折、横形骨折、"T"形骨折、前柱伴后半横行骨折、双柱骨折、前后联合入路的前路部分以及合并骶髂关节脱位或耻骨联合分离的骨盆损伤等。该入路的优点：①根据骨折类型，可以分别显露髋臼的内面和前面；②未剥离臀肌，术后功能恢复快；③不切开关节囊，手术创伤小；④几乎无异位骨化，关节活动满意；⑤易于显露和固定作为髋臼延伸段的髂骨骨折，有利于髋臼的解剖复位；⑥与 Langer 皮纹平行，手术瘢痕相对较小。由于该入路比较复杂，因此，可能会出现多种并发症，主要表现：①切口或耻骨后间隙感染；②术中神经损伤的发生率较高；③术中血管损伤；④男性精索损伤（图 2 - 12）。

（4）髂股入路（Smith - Petersen 入路） 简称 S - P 入路，切口起自髂嵴中点，沿髂嵴向前达髂前上棘，再转向髋

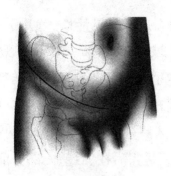

图 2 - 12 髋臼骨折髂腹股沟入路示意图

骨外缘的方向，长 10~12 cm。此入路适用于前壁骨折、前
柱骨折、向前移位的横行骨折、前柱伴后半横行骨折以及
前后联合入路的一部分。该入路的优点：①对术中损伤
股动静脉、股神经和精索的可能性较小；②多数情况下不
切断股直肌，不需要打开关节囊，损伤和出血较少。其缺
点是前柱和髋臼暴露不充分，无法显露耻骨联合，而且术
中股外侧皮神经损伤率高（图 2 - 13）。

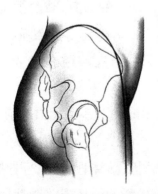

图 2 - 13 髋臼骨折髂股入路示意图

（5）前后联合入路　灵活性大，几乎可以显露髋骨内外侧面的全部区域，使某种单一入路难以判定游离骨块来源及复位内固定困难的复杂骨折能够准确得到判断、复位及内固定。根据前侧入路的不同，主要分两种：①K-L入路＋髂腹股沟入路，显露后柱、后壁＋前柱、前壁；②K-L入路＋髂股入路，显露后柱、后壁＋部分前柱、前壁。该入路的优点：①可以显露髋骨内外侧面的全部区域，适用于髋臼的各种复杂骨折和陈旧性骨折；②前侧入路能充分显露髋臼前柱、前壁，用 Matta 复位钳，矫正四方形区域的移位和弓状线的分离，促使髋臼前方和内下方的骨折复位；③后侧入路充分显露髋臼后柱、后壁，经患侧下肢的牵引，可以观察到髋臼的复位情况和螺钉是否进入关节；④与扩展入路相比较，前后路依次进行，切口不相连，不翻开皮瓣，没有皮瓣或肌肉破坏，创伤出血少，血管栓塞机会小；⑤为解剖复位提供良好的暴露，减少了扩展入路带来的肌肉损伤、异位骨化、关节障碍等并发症。不足之处是手术时间长，感染率高，易出现神经损伤、异位骨化、关节僵硬等并发症。

（6）改良的 Stoppa 入路　切口为横行，位于耻骨上约 2 cm，长度为 8～10 cm。该入路能很好地显露骨盆环，适用于移位的前壁骨折、前柱骨折、横行骨折、"T"形骨折、双柱骨折、伴有后半横断的前柱或前壁骨折。

手术入路的选择不是一成不变的，一般来说，对前柱、

前壁、前柱加前壁骨折,大部分双柱骨折,横行骨折,前柱
加后半横骨折及前柱移位明显的"T"形骨折,可首选髂腹
股沟入路;后柱、后壁、后柱加后壁骨折,横形加后壁骨折,
可选用 Kocher - Langenbeck 入路;部分双柱骨折,"T"形
骨折,前柱加后半横骨折,横行加后壁骨折,可选用前后联
合入路(图 2 - 14)。

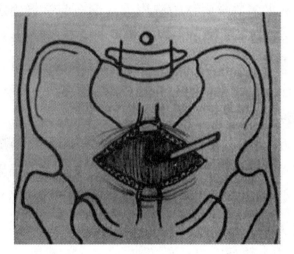

图 2 - 14 髋臼骨折 stoppa 入路示意图

4. 复位与固定

髋臼骨折的复位与固定是髋臼骨折治疗中最为关
键的环节。术前对于移位严重者先行股骨髁上骨牵引
或胫骨结节骨牵引,利用周围软组织的张力使其复位,
是一种行之有效的方法。髋臼骨折复位的目的在于用
尽可能小的创伤恢复髋关节面的平整和光滑,并且能

够保存股骨头和关节内骨折块的血运。借助于一系列专用的复位器械和恰当的复位顺序,可以获得良好的复位效果。复位的原则:①髋臼骨折合并骨盆骨折时,先复位髋臼骨折再复位骨盆骨折;②先固定柱的骨折再固定壁的骨折;③双柱骨折时先复位固定髂骨再固定前柱或后柱骨折。

目前大多数学者认为应用重建钢板与螺钉固定髋臼骨折是一种较好的选择。对于单纯的前壁、后壁及后上壁骨折可采用单纯螺钉固定,但对于前柱或后柱的骨折最好还是应用重建钢板固定,以免因螺钉固定强度不够,导致骨折移位。

最近几年,随着导航技术的不断发展,使得经皮内固定髋臼骨折成为可能。目前这项技术主要适用于无移位或移位小的骨折,具有创伤小,恢复快,并发症少的优点,已逐步在国内开展。

5. 手术技术

(1) 后壁骨折　显露后壁骨折时要注意避免破坏外展肌群的血运。显露完成后,首先对后壁骨块进行清理并标记其原先的位置,然后直视下清理关节腔内的碎骨片。对于后壁小的、游离的骨软骨块,可以使用 2.0 mm 或 2.7 mm 的微型螺钉进行固定,大的骨块要用拉力螺钉固定,最后根据髋臼后壁的曲度对接骨板进行预弯,使其与髋臼后壁有良好的贴附(图 2-15)。

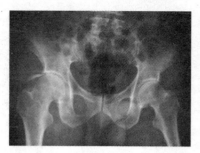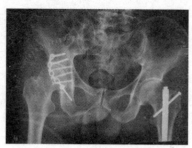

图 2-15 髋臼后壁骨折切开复位钢板内固定

（2）后柱骨折 所有后柱骨折均应用 K-L 入路。后柱骨折常有向头侧或者是旋转移位,复位时可使用短的弯嘴复位钳或点式复位钳穿过大切迹进行复位,利用一枚 2 孔接骨板行临时固定,然后再置入接骨板固定。

（3）横行加后壁骨折 治疗横行加后壁骨折的关键是:首先要明确骨折横向走行部分的位置;其次,再修复后壁骨折部分。可选用两块接骨板,短的接骨板向后放置,固定横向骨折;长的固定于后壁。

（4）前柱骨折 常发生内移和外旋。复位时以一把点状复位钳沿髂嵴固定,另一把钳固定于前柱的骨盆上口部和髂骨的外侧面,在棘区内放置一把 Farabeuf 钳以控制旋转（图 2-16）。

（5）"T"形骨折 处理的关键是坐耻骨部骨块的前柱和后柱部分是分离的。可以采用扩大的髂股入路、前后联合入路或 K-L 入路。当使用 K-L 入路时,应先复位前柱,再复位后柱,然后恢复坐耻骨部的完整性并将其复位

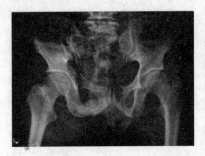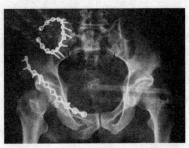

图 2-16　髋臼前柱并骨盆骨折骨折切开复位钢板内固定

至完整的髂骨上。

（6）双柱骨折　其中前柱骨折多表现为内移、外旋移位，而后柱多表现为内移内旋移位。双柱骨折复位比较困难，主要的原因是双柱都有骨折，缺乏有效的支撑点及复位参考点，因此常采用前后联合入路来复位固定。前路手术中应该保持屈髋及屈膝关节状态，以放松股血管及股神经，术中应该注意耻骨上支前方的髂外或腹壁下动脉与闭孔动脉之间的变异性吻合支。后路手术中要伸髋、屈曲膝关节，以放松坐骨神经，使用两把髋臼拉钩分别插入坐骨大、小切迹，即可清楚地显露后柱及后壁，同时要注意保护坐骨大切迹处的臀上血管和神经。通常先复位前柱，从近端向髋臼端复位，以没有移位的髂骨的后半部分作为参考，将 Schanz 螺钉钻到大粗隆及髂峰上来纠正前柱的外旋及内移，用不对称复位钳维持复位，克氏针或塑形好的重建钢板临时固定，待后柱复位后再牢固固定。后柱通常要将 Schanz 螺钉固定在坐骨结节上，由助手向前外提拉，纠正后柱的旋转移位及向内移位。同时,术者可以使用Farabeuf钳或大的复位巾钳维持复位,根据后柱与坐骨大切迹骨折处的骨折线来判断是否复位,同时,可以从坐骨大切迹触摸前方的四边体的间隙来判断骨折是否存在旋转移位(图2-17)。

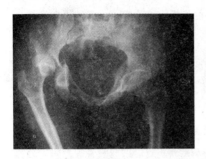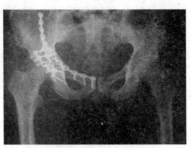

图 2-17 前后联合入路髋臼双柱骨折切开复位钢板内固定

四、术后康复和并发症

术后骨牵引6~14周,重量为10~12 kg,根据损伤的程度,多数患者需在12周以上,以利于骨折充分愈合,防止再脱位。牵引期间髋关节可以有小范围的主动收展运动,此举有利于关节面的模造,12周后牵引重量逐渐减小,扶双拐下地,完全负重需6个月以上。

髋臼骨折的常见并发症有伤口感染、医源性神经损伤、易位骨化、深静脉血栓形成等。创伤性关节炎是最常见的远期并发症。其发生与髋臼的损伤程度、股骨头关节软骨脱位能否完整以及关节囊是否有碎骨片、股骨头脱位能否及时复位有关。对髋臼骨折慢性并发症的处理,应根据患者的疼痛和功能状态全面考虑,而不应该单纯根据 X 线片表现作出决定。

参考文献

[1] 任继鑫,刘树清,孙天胜.髋臼移位骨折手术治疗[J].中华创伤骨科杂志,2008,10(1):7.

[2] 王钢,裴国献,顾立强,等.髋臼骨折的手术治疗[J].中华外科杂志,2001,3(2):95-101.

[3] 王庆贤,张英泽,潘进社,等.髋臼横断骨折不同内固定方式的生物力学研究[J].中华物理医学与康复杂志,2001,23(5):279-281.

[4] 宋朝辉,张英泽,潘进社,等.髋臼后壁骨折对髋臼与股骨头之间应力的影响[J].中华创伤杂志,2002,18(2):91-93.

[5] 孙俊英,唐天驷,董天华,等.移位复杂型髋臼骨折的手术治疗[J].中华骨科杂志,2002,22(5):300.

[6] 张春才,许硕贵,王家林,等.髋臼骨折记忆合金三维内固定系统的设计与临床应用[J].中华骨科杂志,2002,22(12):709.

[7] 贾健,郭志强,武长林,等.移位髋臼骨折合并不稳定型骨盆后环损伤的临床体征及复位顺序[J].中华骨科杂志,2008,28(12):1033.

[8] 杨洪武,郑祖根,徐杰,等.手术复位治疗髋臼骨折移位 259 例[J].中华创伤杂志,2007,23(3):193.

[9] 马保安,张勇,郑联合.髋臼骨折手术入路的选择[J].中国骨与关节损伤杂志,2006,21(3):173.

[10] Porter S E, Schroeder A C, Dzugan S S, et al. Acetabular fracture patterns and their associated injuries[J]. J Orthop Trauma, 2008,22 (3):165.

[11] Harris J J, Coupe K J, Lee J S, et al. Acetabular fractures revisited: a new CT-based classification [J]. Am J Roentgenol, 2004, 182 (6): 1367.

[12] Olson S A. Matta J M. The computerized tomography subchondral arc: a New method of assessing acetabular articular continuity after fracture (a preliminary report)[J]. J Trauma, 1993,7(5): 402.

[13] Ponsen K J, Joosse P, Schigt A, et al. Internal fracturefixaiion using the Stoppa approach in pelvic ring and acetabular fractures: technical aspects and operative results[J]. J Trauma, 2006,61(3): 662.

[14] Dana C M, John H V, Chih-Peng C, et al. Displaced acetabular fractures managed operatively: Indicators of outcome [J]. Clin Orthop, 2003,407: 173.

[15] Letournel E. Acetabulum fracture Classification and management[J]. Clin orthop, 1980,151: 81.

[16] Ietournel E. The treatment of acetabular fractures through the Ilioinguinal approach[J]. Clin Orthop, 1993,292: 62.

[17] Matta J M. Operative treatmont of acetabular fractures through the ilioinguinal appraach[J]. Clin Orthop, 1994,305: 10.

[18] Triantaphillopoulos P G, Panagiotopoulos E C, Mousafiris C, et al. Long-term results in surgically treated acetabular fractures through the posterior approaches[J]. J Trauma, 2007,62(2): 378.

第 **3** 章

股 骨 头 骨 折

一、概述

股骨头骨折是严重的骨科损伤,常伴髋关节脱位,多发生于汽车或摩托车等高能量交通事故之后。年轻人是最常见的受害者,尤其是坐于汽车前座未系安全带的乘客最易受到加速、减速所带来的损伤。82%的髋关节脱位是向后脱位,合并股骨头骨折的发生率为18%。髋关节前脱位要少见得多,但合并股骨头骨折的发生率却是77%。

股骨头骨折分为两大类。最常见的损伤类型是伴髋关节后脱位的股骨头剪切骨折。在髋脱位的瞬间,股骨头面撞向髋臼缘,出现股骨头骨折。相反的情况是股骨头压缩骨折伴有髋臼的中心性骨折脱位。股骨头的外上象限撞击到完整的骨盆缘,造成股骨头松质骨关节软骨的塌陷或压缩骨折,这类损伤并不常见。这两类股骨头骨折都改变了髋关节的球状外形,产生了易发生关节炎的解剖倾向。

二、骨折分型

如前所述,髋关节脱位也可能并发股骨头骨折。股骨头骨折很少发生,是由于股骨头在脱出髋臼时受到剪力的作用,其发生率可能占髋关节脱位病例的16%。股骨头骨折的部位取决于髋关节脱位的方向。由于大部分髋关节脱位是后脱位,在发生脱位时股骨头与髋臼后缘之间相互作用造成股骨头相应部位的骨折。虽然髋关节前脱位很少见,但常伴发股骨头骨折,通常是股骨头小凹下方的嵌顿骨折。

目前应用最为普遍的分类方法是Pipkin在1957年早期所描述的股骨头骨折的分类方法。其分类方法来源于Thompson和Epstein的髋关节后脱位合并股骨头骨折的分类方法,所不同的是他依据骨折线与股骨头小凹的关系来分类的(图3-1)。

(1)Pipkin Ⅰ型 头下型骨折。

(2)Pipkin Ⅱ型 小凹型骨折。

(3)Pipkin Ⅲ型 Ⅰ型或Ⅱ型合并有股骨颈骨折。

(4)Pipkin Ⅳ型 Ⅰ型或Ⅱ型合并有髋臼骨折。

Ⅰ型骨折的特点:由于大部分股骨头脱位后,股骨头圆韧带断裂,股骨头小凹下部的股骨头骨折块仍在髋臼内。Ⅱ型骨折的特点:股骨头圆韧带连接着股骨头骨折块。在Ⅲ型和Ⅳ型骨折类型中,还可以看见合并有股骨颈

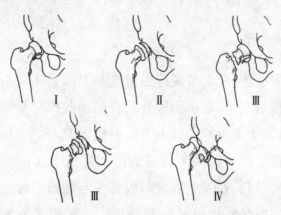

图 3-1　股骨头骨折 Pipkin 分型

或髋臼骨折。股骨头脱出后处在髋臼的后缘或髋臼的背面,脱位时常伴有髋臼后缘骨折。由于典型股骨头骨折的骨折线位于股骨头的前内侧,因此应做 X 线片闭孔斜位或 CT 扫描才能进行观察。

三、临床表现及诊断

(一) 临床表现

股骨头骨折患者患侧髋部肿胀、疼痛剧烈,患髋因疼痛功能严重受限。该骨折多有髋关节损伤,因此可出现髋关节后脱位的体征,下肢屈曲,内收,外旋畸形,弹性固定,肢体短缩或出现髋关节前脱位的体征。

(二) 影像学

所有多发性创伤的患者都要在苏醒早期拍摄颈椎片、骨盆片和胸片。骨盆正位片用来识别骨盆是否异常,确定是否需要特异性更高的诊断性检查。股骨头骨折伴髋关节后脱位时，一定要拍摄髋和近侧股骨的正位片、侧位片和 Judet 斜位片。试图闭合复位前，必须排除存在股骨颈隐性骨折。复位后，拍摄髋双平面像（biplanar image），评估髋关节的同心复位情况。

骨盆轴位 CT 扫描（CAT）也可明确股骨头损伤情况，有助于制定治疗计划。我们建议骨盆每隔 5 mm 扫一层，股骨头和髋臼每隔 3 mm 扫一层。CAT 有助于确定关节内游离体的位置，伴随髋臼骨折的分类，明确骨盆后环的隐性损伤和手术入路的选择。

Moed 和 Maxey 建议在 CT 扫描引导下拍摄 Judet 斜位片。骨盆轴位 CT 扫描后拍摄骨盆平片能显示股骨头的倾斜骨折。然后，根据 Judet 斜位片的倾斜程度，调整患者。直接拍摄倾斜位 X 线片是这类骨折检查的最简捷方法，特别在非手术处理患者时。

（三）诊断

根据受伤病史、体征、X 线片及 CT 检查多能早期确诊。仅摄正位 X 线片，由于股骨头骨折块常与股骨头或髋臼的阴影重叠，可能造成漏诊。CT 扫描应作为股骨头骨折的必检项目。

（四）伴随损伤

1. 神经

髋关节后脱位可通过直接挫伤、局部出血或移位的牵拉而导致坐骨神经损伤。闭合复位时动作粗暴也可造成神经损伤。

2. 股骨颈

伴随的股骨颈骨折可以是隐性的或无移位的损伤。高质量的 X 线片对于明确诊断是很重要的,复位前仔细阅读 X 线片常能发现骨折。暴力性闭合复位可造成医源性股骨颈骨折。在存在股骨颈骨折的情况下,髋关节脱位不论伴或不伴股骨头骨折,都禁止闭合复位。

3. 髋臼后壁骨折

普通损伤"三联征"包括股骨头骨折、髋关节脱位和髋臼后壁骨折。引起这类损伤的高能量外力也可导致臼壁的粉碎性骨折。髋臼后壁骨折很少由单一的骨折块组成,通常分为几个骨软骨性碎块。松质骨骨软骨片也可嵌入后柱。这些阳性反应的发现都将影响治疗策略的制定。

4. 膝

多发性创伤的患者出现髌骨骨折、膝挫伤,膝周围撕裂或韧带缺失和创伤性渗出时,明智的医生常常怀疑存在股骨头骨折。

5. 胸主动脉

要保持对胸主动脉损伤的高度怀疑。可凭一张高质量的胸部 X 线片作出诊断,进一步证实要靠动脉造影。必须迅速处理。

6. 股骨干

明显的股骨干骨折可能混淆或掩盖同侧的股骨头骨折。分诊医生常常不拍摄骨折上、下关节的 X 线片。当髋关节后脱位并伴股骨干骨折时，股骨干近侧骨折段的位置可提示医生存在股骨头骨折。伴髋关节后脱位时，股骨干近侧骨折段呈内收、内旋、屈曲位畸形，并且存在短缩。而单纯股骨干骨折则呈屈曲、外展、外旋位畸形。这些精细线索对于正确诊断是有价值的。

四、治疗

治疗的明确目的应是恢复髋关节的正常解剖，使股骨头和髋臼的接触区最为适合。只有整个股骨头得到重建后，才能恢复髋关节的正常解剖。股骨头骨折的精确复位对于降低关节软骨的最大应力，尤其是在负重面受到破坏后，极为重要。大多数学者同意：当股骨头骨折移位超过 2 mm 时，需要手术治疗。

闭合复位后髋关节间隙的持续增宽是由撕裂的关节盂唇或骨性、软骨性碎块等阻塞物造成的，此为关节切开术的绝对指征。Roeder 和 Delee 确定了适于手术治疗的几种情况，包括：股骨头或髋关节脱位闭合复位不充分，严重粉碎性骨折，闭合复位后出现坐骨神经损伤、股骨颈骨折、股骨头负重区的单一大块骨折。

对于稳定性和微小移位的股骨头骨折，建议行牵引治疗。老年人或活动少的患者也适于闭合处理。对于住在具有辅助设施环境的患者或接受过专门培训的患者,可以在家进行牵引。

(一) 手术时机

对髋关节后脱位合并股骨头骨折的患者,主张尽早急诊行髋关节脱位闭合复位术,即使闭合复位失败,也要急诊行切开复位术。Mcmurtry 建议伤后 6 h 内行闭合复位,可减少股骨头缺血坏死和后期髋关节骨性关节炎改变,大于 6 h 则达 50%。但髋关节脱位并股骨头骨折的患者多为高能量损伤,常合并颅脑、胸腹部重要脏器损伤。因此,多数患者需要在病情稳定,重要脏器伤处理后,才能考虑手术治疗。在不危及患者生命的前提下,急诊先行髋关节闭合复位术,术后行患肢皮牵引或骨牵引,以减少创伤缺血反应,减少股骨头的压力,对于手法复位不佳,关节腔内有大骨片者,应在其他合并伤病情允许后尽早手术。对伤后不能在 6 h 内手术者,应对病例进行详细分析和了解、制定周密的手术方案后再进行手术治疗。手术时机不宜超过 2 周,否则术中骨折线辨认困难,难以达到满意的复位及恢复股骨头和髋臼的中心同心圆关系,明显影响手术效果。

(二) 手术指征及手术方法

大部分的股骨头骨折需要手术治疗。小的头下型骨折虽然不影响到髋关节的稳定,如果骨折块移位较大,可能会影响到关节的活动。所看到的典型头下型骨折指的是股骨头圆韧带前下方的骨折。由于这个位置的骨折在愈合过程中与髋臼缘相抵触,导致髋关节旋转及内收受限。除非这个骨折块很小,髋关节复位后不影响髋关节的功能,否则应及时手术治疗。

1. 手术入路

对于股骨头骨折入路的选择仍有争议。一些学者认为后侧入路较好,因为大多数股骨头骨折脱位是后脱位,后侧入路可以保护未受损伤的前方关节囊。如果采用前侧入路,切开前关节囊,破坏股骨头残余的血供。另一些学者认为后入路不利于暴露,需扩大手术野,会增加关节囊的损伤,故应选择前入路。应结合股骨头脱位方向、手术暴露、骨折分型等多方面因素选择手术入路,一般而言,对于 Pipkin Ⅲ 型和Ⅳ型骨折采用前侧入路,显露充分,便于复位和固定。对于需要探查坐骨神经、合并髋臼骨折,尤其是髋臼后壁、后柱骨折及由于全身情况没有及时手术的病例,采用后侧入路,有利于固定髋臼骨折,不破坏前方的血供,但后入路发生异位骨化的可能性较多。

2. 手术方法

(1) Pipkin Ⅰ型或Ⅱ型骨折 这种股骨头骨折类型的手术治疗取决于骨折块的位置及大小。小的头下型骨折可以手术去除碎骨块并修复关节囊,这种情况通常采用

Kocher - Langenbeck 术式方法治疗。切开皮肤及皮下组织,分离阔筋膜张肌与臀大肌,仔细向前牵开臀中肌和臀小肌,于靠近大转子 1 cm 处横断梨状肌,以保护旋股内侧动脉的升支及股骨头的血液供应。脱位的股骨头通常造成上孖肌的损伤,损伤的肌肉需要清除,于肌腱处将闭孔内肌连同剩下的孖肌切断。术中不处理股骨前方的组织,以保护股骨头的血液供应。由于关节囊破损,可以直视下复位股骨头,术中应小心地将股骨头复位。如果复位困难,则沿髋臼缘延长切口,注意避免损伤髋臼盂唇。股骨头脱位后,髋关节处于屈曲位,股骨头骨折块可能进入髋臼窝,因此在观察髋臼内部时,运用一个能灵活移动的光源照射髋臼有助于手术的操作。

术前仔细阅读 CT 片,医生从中可以判断股骨头骨折块的数量,估计术中可能取出的数量并确定关节内不遗留碎骨块。术中一旦取出碎骨块,则应立即冲洗关节腔。术中原则上应去除圆韧带,以防止在复位后嵌插于股骨头与髋臼关节面之间;然后复位股骨头,修复关节囊。如果关节囊不能直接缝合,则将关节囊直接缝合在髋臼缘上。固定点应远离关节面,以避免在缝合过程中损员伤到关节面。在缝合前部关节囊时,保持髋关节轻度内旋,以减低局部张力。

股骨头大的骨折块以及圆韧带部位的骨折对髋关节的稳定及股骨头表面承重产生一定的影响,因此对于这种

骨折应开放复位、内固定治疗。采用 Kocher‐Langen-
beck 术式,由于股骨头脱位以及髋关节轻度屈曲、内旋、内
收,股骨头前内侧的骨折则不能充分显露。即使骨折块复
位,也不能从前往后旋入螺丝钉固定骨折。由于这个原因,
对于股骨头骨折内固定的手术入路选择 Smith‐Petersen 入
路。患者平卧于透视床上;另外,牵引床也可以应用于合
并有髋臼的骨折。切口自髂前上棘,在缝匠肌与阔筋膜张
肌之间向下延伸,长约 7 cm,切开皮下组织及深筋膜,显露
股外侧皮神经、阔筋膜张肌、缝匠肌和股直肌,将股外侧皮
神经牵向外侧,防止损伤股外侧皮神经。由髂前上棘开
始,分离阔筋膜张肌和缝匠肌,显露股直肌和髂腰肌。切
断臀中肌及阔筋膜张肌在髂嵴上的起点,用骨膜剥离器由
髂骨外侧面骨膜下剥离臀中、小肌,向下牵开臀肌瓣,并切
断股直肌向下翻转,将髂腰肌腱和关节囊分离开,显露关
节囊前部。"T"形切开关节囊,横切时与髋臼缘平行,纵切
时与股骨颈平行,防止损伤髋臼盂唇。

对于股骨头前脱位,复位时应牵引并内旋髋关节。如
果应用牵引床,可以使髋关节充分伸展,有助于复位操作。
脱位后下肢处于"4"字位置,股骨头骨折块仍在髋臼内与
圆韧带相连。一般术中不损伤股骨头圆韧带及与骨块相
连的关节囊组织,以避免损伤骨折块可能的血供,防止骨
折块完全缺血。然而,通常情况下由于骨折块不会在股骨
头脱位的位置,因此复位时不可避免地会损伤到一处或两

处软组织。股骨头复位后应固定骨折块。采用直径为2.0、2.7 或 3.5 mm 螺丝钉固定,这个位置由于受到周围压力及剪力的作用容易造成周围软骨的损伤。因此,需要小螺丝钉或可吸收钉加强固定。操作完成后,应检查髋臼,证实髋臼内没有遗留碎骨块,冲洗髋臼窝,仔细复位股骨头。修复关节囊的前部,直接缝合或钻孔将股直肌固定在髂前下棘上。

　　很少情况下,由于股骨头骨折或股骨头穿破关节囊后部造成髋关节后脱位不能复位。这种情况下,由于需要充分显露股骨头,不能采用 Smith - Petersen 入路,所以采用后路手术开放复位股骨头,然后行前路手术固定骨折块(图 3 - 2)。

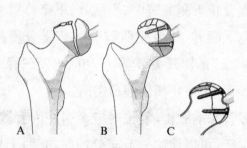

图 3 - 2　股骨头骨折螺钉内固定示意图

注　A:骨折示意图;B:复位固定;C:愈后。

　　(2) Pipkin Ⅲ 型骨折　是股骨颈骨折合并头下型或小凹型骨折。在股骨颈骨折后脱位时,股骨头骨折块通常留在髋臼内,必须立即切开复位并固定骨折,以尽量避免破坏股骨头的血液供应,防止股骨头缺血坏死。可以应用Watson-Jones 或者 Smith - Petersen 入路复位关节并固定骨折。首先复位股骨颈骨折,如果股骨头骨折块很小,在固定股骨颈骨折时可以搬动下肢协助复位股骨头骨折。如果股骨头骨折块很大,则骨折必须及时复位并固定。如果骨折块没有与周围的软组织相连,或者是老年、生活要求不高的患者,则可考虑的假体置换。

(3) Pipkin Ⅳ 型骨折 是髋臼后壁骨折合并头下型或小凹型骨折。由于它是股骨头顶推着髋臼后壁而造成的髋臼骨折(反之亦然),往往会看见一个大的股骨头骨折块伴随着髋臼后缘小的撕裂伤;同样,也可以看到小的股骨头骨折块伴随着髋臼后壁的骨折。这两种损伤都需要手术治疗,但是同时复位并固定股骨头及髋臼骨折的治疗在临床中并不多见。

对于小的股骨头骨折,Kocher - Langenbeck 术式有利于去除股骨头碎块、复位股骨头并固定髋臼后壁(图 3 - 3)。

对于大的股骨头骨折的开放复位内固定,最好的治疗方式是 Smith - Petersen 术式。股骨头骨折固定后应该给予髋关节一定的压力,评估髋臼后壁的稳定性。如果髋关节向后半脱位,Kocher - Langenbeck 术式则有利于固定髋臼后壁。如果髋关节没有明显脱位,对于后壁的骨折则可以保守治疗。

最后一种选择是采用 Siebenrock 等所描述的大转子翻

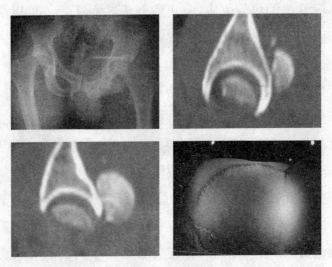

图 3-3　髋关节后脱位并股骨头骨折 K-L 入路内固定治疗

转截骨。该术式需联合前关节囊切开和前脱位,即可在同一切口处理两种骨折。患者侧卧于透视床上,采用Kocher-Langenbeck 入路,进行大转子截骨,截骨块厚约 1.5 cm,其近端为臀中肌、臀小肌止点,远端为股外侧肌附丽点;股骨近端仍保留梨状肌肌腱,以保护股骨头的供血血管。沿髋臼缘延长关节囊切口,屈髋并外旋,使股骨头从前方脱出。将股骨头骨块复位并以拉力螺丝钉固定,固定满意后复位髋关节。然后复位并固定髋臼后壁,全层缝合关节囊,原位固定大转子。

3. 术中注意事项

(1)股骨头骨折处理　股骨头骨折多位于负重区,对小的撕脱骨块可清除,大骨块用两枚可吸收螺丝钉内固定。对骨折块与颈部关节囊相连者,在复位固定过程中注意不要损伤,以保护骨折块有限血供。

(2)髋臼、骨盆柱及关节囊　尽量固定修复,如此可降低创伤性关节炎的发生和习惯性髋脱位,同时也为一旦出现创伤性关节炎而需要髋关节置换时提供良好的结构基础。

(3)粉碎性骨折　采用固定大块骨片和切除碎骨片相结合,关节腔内有游离骨片,必须加以手术清除,否则势必影响疗效。

(三)术后康复

由于股骨头血供的特殊性,手术后股骨头骨折的愈合将会较慢,且股骨头碎骨块用可吸收钉固定,拉力作用不强,故应较晚负重,有助避免股骨头缺血性坏死和塌陷。但股骨头骨折的同时,关节软骨损伤长期不能得到营养,关节囊的损伤易发生骨性关节炎,应早期活动以改善关节状况。患者术后康复练习的原则是早期非负重下关节活动,完全负重时间晚。术后第1天,患者即可在床上行股四头肌等长收缩、踝关节主动背伸跖屈和足趾锻炼,不限制次数,1~2周行锻炼髋膝关节,8周后扶双拐患肢不负重下地,3个月后根据影像学表现决定患肢是否部分负重行走,待骨折完全愈合后3个月,患者可负重行走。对于股骨头粉碎严重合并髋关节后脱位者,术后行股骨髁上牵引1个月。

五、并发症

（1）创伤性关节炎　与骨折的严重程度有密切关系。

（2）股骨头缺血坏死　多见于合并股骨颈骨折患者或股骨头严重粉碎者。

（3）关节周围骨化　多发生于髋臼后上部骨折撕脱、关节脱位、关节囊撕裂出血、手术创伤及术后缺少功能锻炼。

（4）关节强直　常发生于关节面骨折后增生，关节周围增生、钙化、关节囊挛缩引起不同程度的关节强直。

（5）坐骨神经损伤　常由于股骨头脱位时，牵拉、弯曲、紧张、压迫等原因所致。

参 考 文 献

[1] 谌业光，蒋煜青，黄健，等. 股骨头骨折分型与临床治疗研究[J]. 中华创伤骨科杂志，2009，10(4)：390-392.

[2] 蒋煜青. 股骨头骨折分型与改良 Hardinge 入路可吸收螺钉内固定治疗股骨头骨折[J]. 中国骨与关节损伤杂志，2008，23(2)：137-139.

[3] 王雁录，王伟亮，王春生，等. 股骨头骨折手术治疗分析[J]. 中国骨与关节损伤杂志，2007，22(1)：56-57.

[4] 陈华斌，林昂如，欧阳淦权，等. 股骨头骨折的手术治疗[J]. 中华创伤骨科杂志，2005，7(6)：581.

[5] Au B, Jamieson M D, Banerjee R. Rotational osteoplasty for femoral head fracture with cartilage loss[J]. Orthopedics, 2013,36(1)：105-108.

[6] Yoon P W, Jeong H S, Yoo J J, et al. Femoral head fracture without dislocation by low-energy trauma in a young adult[J]. Clin Orthop Surg, 2011,3(4): 336 - 341.

[7] Zacherl M, Gruber G, Glehr M, et al. Surgery for pathological proximal femoral fractures, excluding femoral head and neck fractures: resection vs. stabilisation[J]. Int Orthop, 2011,35(10): 1537 - 1543.

[8] Tonetti J, Ruatti S, Lafontan V, et al. Is femoral head fracture-dislocation management improvable: A retrospective study in 110 cases [J]. Orthop Traumatol Surg Res, 2010,96(6): 623 - 631.

[9] Park M S, Her I S, Cho H M, et al. Internal fixation of femoral head fractures (Pipkin I) using hip arthroscopy[J]. Knee Surg Sports Traumatol Arthrosc, 2014,22(4): 898 - 901.

[10] Kokubo Y, Uchida K, Takeno K, et al. Dislocated intra-articular femoral head fracture associated with fracture-dislocation of the hip and acetabulum: report of 12 cases and technical notes on surgical intervention [J]. Eur J Orthop Surg Traumatol, 2013,23(5): 557 - 564.

[11] Ishihara K, Miyanishi K, Ihara H, et al. Subchondral insufficiency fracture of the femoral head may be associated with hip dysplasia: a pilot study[J]. Clin Orthop Relat Res, 2010,468(5): 1331 - 1335.

[12] Giannoudis P V, Kontakis G, Christoforakis Z, et al. Management, complications and clinical results of femoral head fractures[J]. Injury, 2009,40(12): 1245 - 1251.

[13] Kurtz W J, Vrabec G A. Fixation of femoral head fractures using the modified heuter direct anterior approach[J]. J Orthop Trauma, 2009, 23(9): 675 - 680.

[14] Thannheimer A, Gutsfeld P, Bühren V. Current therapy options for fractures of the femoral head[J]. Chirurg, 2009,80(12): 1140 - 1146.

[15] Tanck E, Bakker A D, Kregting S, et al. Predictive value of femoral head heterogeneity for fracture risk[J]. Bone, 2009,44(4): 590-595.

[16] Harnroongroj T, Suangyanon P, Tharmviboonsri T, et al. Posterior acetabular arc angle of the femoral head assesses instability of posterior fracture-dislocation of the hip[J]. Int Orthop, 2013,37(6): 1141-1145.

[17] Ikemura S, Hara T, Nakamura T, et al. Subchondral insufficiency fracture of the femoral head: a report of two cases with a history of internal fixation of a femoral neck fracture[J]. Skeletal Radiol, 2013, 42(6): 849-851.

[18] Mostafa M F, El-Adl W, El-Sayed M A. Operative treatment of displaced Pipkin type I and II femoral head fractures[J]. Arch Orthop Trauma Surg, 2014,134(5): 637-644.

[19] Harnroongroj T, Suangyanon P, Tharmviboonsri T. Posterior acetabular arc angle of the femoral head assesses instability of posterior fracture-dislocation of the hip[J]. Int Orthop, 2013,37(6): 1141-1145.

[20] He D, Xue Y, Li Z, et al. Effect of depression on femoral head avascular necrosis from femoral neck fracture in patients younger than 60 years[J]. Orthopedics, 2014,37(3): 244-251.

[21] Johnson B, Stevenson J, Chamma R, et al. Short-term follow-up of pertrochanteric fractures treated using the proximal femoral locking plate[J]. J Orthop Trauma, 2014,28(5): 283-287.

[22] Ikemura S, Hara T, Nakamura T, et al. Subchondral insufficiency fracture of the femoral head: a report of two cases with a history of internal fixation of a femoral neck fracture[J]. Skeletal Radiol, 2013, 42(6): 849-851.

第 4 章
股 骨 颈 骨 折

一、概述

据估计在 1990 年全世界范围内髋部骨折约有 166 万例,由于老年人口的增长,到 2050 年这一数字将上升到 626 万例。髋部骨折每年的死亡率为 14%～36%。股骨颈骨折的并发症(骨不连,缺血坏死)很常见,一旦发生,则致残率很高。确定股骨颈骨折的最佳治疗策略对减少病患残疾有重大意义。

(一)定义

股骨头下至股骨颈基底部之间的骨折(图 4-1)。

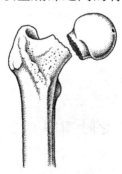

图 4-1　股骨颈骨折

(二) 特点

发病率约占全身骨折的 3.6%,占髋部骨折的 53%。随着社会老龄化,股骨颈骨折发病率大幅上升。老年,尤以女性骨质疏松多发和常见,国外统计约 80% 股骨颈骨折与骨质疏松有关,加之老年人常伴有视力减退、神经肌肉功能障碍等易发生跌倒的因素,其发生率更为增加。国外学者研究认为,除了骨质因素外,体重轻、各种损伤、帕金森病、下肢功能障碍、城市生活、认知障碍均为股骨颈骨折的危险因素。目前已开发出一些根据患者年龄、性别、骨质量、并存疾病等评估罹患股骨颈骨折风险的软件,对高危人群采取一定的保护措施(如髋关节保护器等),收到了一定的效果。

(三) 好发人群

(1) 老年人 多为间接暴力引起——低能量损伤。

(2) 青壮年 则由直接暴力致伤——高能量损伤。

(四) 解剖及生物力学

1. 颈干角

股骨颈长轴线与股骨干纵轴线之间的夹角,为 125°~135°,平均 127°(>140°为髋外翻,<110°为髋内翻)。使得髋关节有更大范围的活动度,当颈干角过小时股骨颈承受更大负荷的应力,反之同样(图 4-2)。

2. 前倾角

前倾角股骨颈的长轴与股骨的冠状而形成的角度。

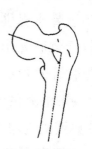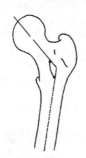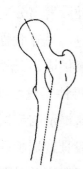

图 4-2 股骨颈颈干角

正常为 $12°\sim15°$。前倾角为髋关节旋转提供一个杠杆臂，增加臀中肌效能。前倾角过大，限制髋关节外旋，反之同样(图 4-3)。

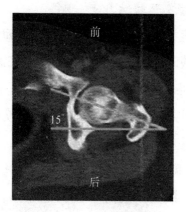

图 4-3 股骨颈前倾角

3. 股骨头的血供

股骨头圆韧带内的小凹动脉供应股骨头凹部血液循环；股动脉及股深动脉发出的旋股内、外侧动脉，其中旋股内侧动脉发出分支骺外侧动脉供应股骨头 2/3～4/5 的血液供应。另外股骨干滋养动脉升支也为股骨头提供少部分血液供应。股骨头及颈部脆弱的血供导致股骨颈骨折出现两种不良后果:①股骨头坏死;②股骨颈骨折不愈合。这提示临床医生应尽量减少对股骨头部的血供破坏。鉴于股骨近端特殊的解剖特点及脆弱的血液供应,股骨颈骨折行保守治疗极易出现股骨头坏死、股骨颈骨折不愈合。保守治疗结果优良率仅为 20%。病程中因长期卧床出现并发症导致致死及致残的概率极高。目前大多学者认为股骨颈骨折应采取手术治疗。

(1) 小凹动脉　闭孔动脉分支,股骨头圆韧带,1/20。

(2) 股骨干滋养动脉升支　略。

(3) 关节囊外动脉环　旋股内、外侧动脉的分支在股骨颈基底部形成动脉环,是主要血液供给来源(2/3～4/5)。

股骨颈囊外动脉环紧贴股骨颈表面,因此在股骨颈骨折移位时易发生损伤。旋股内侧动脉损伤是导致股骨头缺血性坏死的主要因素(图 4-4)。

4. 髋关节囊起止点

(1) 起点　髋关节囊起于髋臼边缘。

(2) 止点　前面止于转子间线,后面止于股骨颈中下 1/3 处。股骨颈的前面全在关节囊内,后面 2/3 在关节囊内。

髋关节的关节囊较大,从各个方向包绕髋臼、股骨头

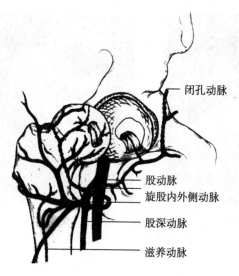

图 4-4 股骨颈血供示意图

和股骨颈。在关节囊包绕的部分没有骨膜,在髋关节的
后、外、下方则没有关节囊包绕。关节囊的前上方有髂股
韧带,在后、上、内方有坐股韧带,是髋关节的稳定结构(图
4-5)。

5. 骨小梁结构

股骨颈内部结构中分布着骨小梁,其中包括:内侧骨
小梁,承受压应力作用;外侧骨小梁,承受张应力作用。内
外侧骨小梁交叉中心存在相对薄弱的 Ward 氏三角区。
老年骨质疏松患者内外侧骨小梁减少,严重者 Ward 氏三
角区内可出现脂肪充填。将股骨头颈沿冠状面剖开后可
见有两种不同排列的骨小梁系统。即压力骨小梁系统和
张力骨小梁系统(图 4-6)。

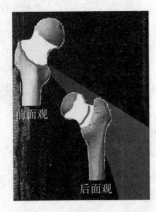 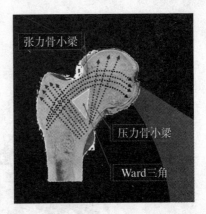

图 4-5 髋关节囊示意图   图 4-6 股骨颈骨小梁结构分布示意图

6. 股骨距

股骨距附于股骨颈、干交界部的内侧骨皮质上,并向髓腔延伸,其上端在颈后侧上、中 1/3 移行处与颈后皮质融合,下端在小转子下缘水平,位于转子间线和小转子下缘内侧的两者中点处,与骨皮质融合,全貌呈弓状三棱柱形的密质骨板,是髓腔内侧壁一条纵向骨嵴,宛如围墙加固的支持部分。此位置所受剪力小,内固定物尾端嵌在较厚的骨皮质中,可起到较坚强的固定作用,所以有人称股骨矩为"真性股骨颈"。有它存在,不仅增强了颈干连接部对应力的承受能力,而且它还明显加强了抗压力与抗张力两组骨小梁最大受力处的连接,在股骨上段形成一个完整合理的负重系统。股骨矩在股骨颈发病机制及治疗中,以及股骨头假体的置换技术方面,均具有重要意义。

二、病因与分型

(一) 病因

1. 内因

1) 股骨颈部细小,是松质骨和密质骨的连接处。

2) 交界内因骨质疏松,骨强度下降,髋周肌群退变,反应迟钝。

2. 外因

1) 老年人仅受较轻的旋转外力便可引起骨折。

2) 青壮年者多因遭受强大暴力导致。

典型的受伤姿势为平地滑倒,髋关节内收旋转,臀部着地。

(二) 骨折分型

1. 按骨折部位分类

(1) 股骨头下型 骨折线位于股骨头下,股骨头仅有小凹动脉很少血量的供应,致使股骨头发生严重缺血,故发生股骨头缺血坏死的机会很大。

(2) 经股骨颈骨折 骨折线位于股骨颈中部,易发生股骨头缺血坏死或骨折不愈合。

(3) 股骨颈基底部骨折 骨折线位于股骨颈大、小转子间连线处。由于有旋股内、外侧动脉分支吻合成的动脉环提供血循环,对骨折部血液供应影响较小,骨折容易愈合。

骨折线越接近于股骨头,骨折近端血供越差,发生股骨头缺血坏死的可能性也越大(图 4-7)

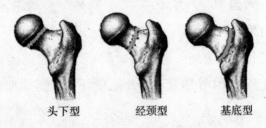

头下型　　　　　经颈型　　　　　基底型

图 4-7　股骨颈骨折按部位分型

2. **按 X 线表现(Pauwels)分类**

(1) 外展型(Ⅰ型)　Pauwels 角<30°,股骨头向外翻,外侧骨皮质有嵌插,为稳定型。

(2) 中间型(Ⅱ型)　30°<Pauwels 角<50°,为不稳定型。

(3) 内收型(Ⅲ型)　Pauwels 角>50°,为极不稳定型。

Pauwels 角:骨折线与双侧髂嵴连线(水平线)所成的角度。

角度越大,剪式应力越大,骨折断端间接触面积越小,骨折越不稳定(图 4-8)。

3. **按移位程度(Garden 分型,图 4-9)。**

(1) Ⅰ型　不完全骨折。

(2) Ⅱ型　完全骨折,无移位。

(3) Ⅲ型　完全骨折,部分移位。

(4) Ⅳ型　完全骨折,完全移位。

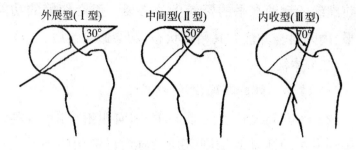

图 4‑8　股骨颈骨折 X 线分型

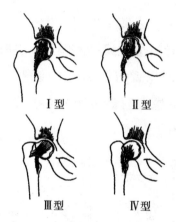

图 4‑9　股骨颈骨折 Garden 分型

三、临床表现及诊断

（一）病史

髋部外伤史。对于因高速意外受伤的年轻患者，了解事故的细节有助于指导临床和影像学检查。准确的病史对于普通情况下发生老年患者的低能创伤性股骨颈骨折有重要意义。对于年老、神志不清的老年患者，获得其受伤前准确的活动水平的资料十分必要。患者伤前的功能水平、内外科合并症尤其精神状态,均会影响预后。

(二)体征

(1) 畸形　外旋畸形(45°~60°)。

(2) 疼痛　大转子处叩击痛,轴向叩击痛阳性,髋部在被动或主动活动时加剧;伤肢负重、行走功能部分或全部丧失。

(3) 患肢短缩　大转子上移。

(4) 体检　骨折呈现典型的畸形:患肢短缩、外旋、轻度屈髋屈膝。有时患者的表现并不典型,仅仅主诉有腹股沟区的疼痛,极少患者有髋关节外侧疼痛,这种情况多见于无移位骨折(图4-10)。

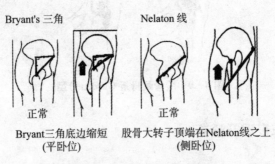

图4-10　股骨颈骨折体征表现

检查完生命体征和精神状况后,头颈部的检查着重于有压痛、擦伤或磨损迹象的区域,同时限制颈椎的活动。胸部触诊以了解有无肋骨骨折,听诊排除气胸。检查大转子区域皮肤有无擦伤,触诊大腿和小腿并检查足踝部有无创伤迹象,评估四肢血运,仔细记录脉搏情况。最后彻底检查肢体感觉和运动。

(三) 影像学检查

1. X 线片

骨盆正位,髋关节正侧位片,物理检查发现下肢创伤或有髋关节压痛者应常规行骨盆正位片,如临床有明确或怀疑有骨折应行患侧髋关节的侧位片,通过侧位片检测股骨颈后侧有无粉碎,同样有助于预测骨折能否得到牢固的内固定。摄股骨颈的正、侧位 X 线片可明确骨折的部位、类型和骨折端的移位情况。

2. CT

怀疑股骨颈骨折,而平片无明显发现时,CT 有助于诊断。往往可以发现隐匿的骨折和病理性骨折。对高能性的骨折,同时需要进行腹部、骨盆或脊柱创伤检查的患者,CT 有独特的价值。

3. MRI

对隐匿性骨折和非创伤性的股骨头缺血性坏死比较敏感。有症状的患者,而平片无异常发现,MRI 是无移位骨折的特殊选择。

摄股骨颈的正、侧位 X 线片可明确骨折的部位、类型和骨折端的移位情况(图 4 -11)。

(四) 鉴别诊断

1) 股骨转子间骨折(表 4 - 1)。

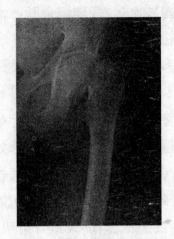

图 4 - 11　股骨颈骨折 X 线片表现

2) 髋关节脱位。

3) 骨盆骨折、髋臼骨折、粗隆下骨折、单纯转子骨折。

通过病史和体格检查以及影像学检查往往可以排除。

表 4 - 1　股骨颈骨折与股骨转子间骨折间的鉴别

	股骨颈骨折	股骨转子间骨折
外旋角度（度）	45～60	90
局部肿胀	常不明显	明显
瘀斑	少见	常见

四、治疗

（一）概述

股骨颈骨折的最佳治疗方法是闭合复位内固定,只要有满意复位,大多数内固定方法均可获得80%～90%的愈合率,不愈合病例日后需手术处理亦仅5%～10%,即使发生股骨头坏死,亦仅1/3病例需手术治疗。因此股骨颈骨折的治疗原则应是:早期无创伤复位,合理多枚钉固定,早期康复。人工关节置换术只适应于65岁以上,Garden Ⅲ、Ⅳ型骨折且能耐受手术麻醉及创伤的患者。

1. 治疗进展

三刃钉是最早应用于股骨颈骨折治疗的内固定方法,具有较好的稳定性,方法也简单,但其可能破坏血运,缺乏对抗剪力的作用,难以控制股骨头旋转移位,故目前已不再使用。多针固定的主要优点是简便、微创,但存在固定强度不足和易穿入关节的缺点。多根加压螺钉是AO提倡的治疗股骨颈骨折的内固定方法,加压螺钉可将骨折端加压嵌紧,3枚螺钉有很高的强度及抗扭转能力,从而增加骨折的稳定性。加压螺钉操作简单,损伤较小,可提高愈合率,因而应用广泛。大部分骨科医师主张对较年轻患者(50岁以下)采用内固定方法,对老年患者(70岁以上)采用关节置换术,而对年龄处于两者中间的患者采用何种方法则没有共识。70岁以上老年人如果骨折无移位,松质骨螺钉固定也不失为一种可行的方法。

2. 治疗方案选择

治疗方案取决于:①骨折部位;②骨折移位程度;③患者年龄。对于无移位的股骨颈骨折GardenⅠ、Ⅱ型预后相同,治疗相同。关节置换术是老年患者的首选治疗方案,对于有移位的股骨颈骨折治疗目标在于保存关节功能,治疗方法也从闭合复位石膏固定进展到内固定,再发展到假体置换,然后到目前的选择性内固定或假体置换。对于足够骨量的移位股骨颈骨折,应采取闭合或切开复位加内固定治疗,老年患者骨质疏松、骨折粉碎时不应进行内固定,而应进行假体置换。

3. 治疗时机

早期治疗,有利于尽快恢复骨折后血管扭曲、受压或痉挛。临床研究证明,减少股骨颈骨折的移位可以增加股骨头的血运,因此股骨颈骨折是需要急诊手术的,另有研究表明紧急手术可以减少骨坏死。

(二) 非手术治疗

1. 适应证

无明显移位的外展"嵌插"型骨折或患者不能耐受手术。

2. 复位

1) 一般采用骨牵引或穿防滑鞋进行缓慢复位。卧床8~12周,3个月后扶拐不负重下地,6个月弃拐行走。

2) 麻醉下的手法快速复位法很少采用。一般应在1周内完成复位。体位:牵引时患肢应取外展中立位。

3. 注意事项

骨折在早期有移位的可能,需定期复查床旁X线片,如骨折有移位,股骨头缺血坏死的危险性随之增加,需改为手术治疗。因此,也有人对此类骨折强调尽早手术,内固定治疗,特别是年轻患者和活动较多的老年人。

保守治疗期间注意患者的护理,预防压疮、坠积性肺炎、泌尿道感染等严重并发症。

(三) 手术治疗

1. 适应证

移位的不稳定骨折。

2. 手术方案选择

手术方案取决于:①所有有移位骨折均使用内固定治疗。②年龄<60岁的移位骨折,使用内固定;若合并骨质疏松、OA、RA、酗酒、激素使用史等患者,应考虑使用关节置换。③年龄≥60岁的移位骨折,使用关节置换。有活力的认知良好的病例使用全髋。选择半髋治疗的重要理由是为了避免再手术(85%),选择内固定治疗的理由是髋关节功能更好(83%),更耐用(83%),更容易翻修(77%)。对出现并发症可能性较小的患者,使用内固定,使骨折顺利愈合,保留正常髋关节的功能。

(四) 手术方式及术后

1. 内固定

全身情况稳定,没有慢性疾病,有较高功能要求,骨质治疗较好的患者。C臂机下,采用闭合或开放复位内固定。在内固定术之前先行闭合复位,证实骨折断端解剖复位后再行内固定术。

(1) 骨折复位 准确良好的复位是内固定成功的重要条件。骨折内固定后,应力的 75% 由骨本身承受,内固定只承受应力的 25%。

(2) 闭合复位方法

1) 患者仰卧于牵引床,健侧腿截石位便于 C 臂机进入患侧前后及侧方的透视,患肢被固定在足架上,开始时轻度外展外旋屈曲并轻度牵引。

2) 牵引增加矫正部位的短缩和内翻畸形。

3) 患肢内旋内收到中立位,矫正前方成角,对合骨折面。

4) 如果远端前移应外旋,大腿近端加压,同时内旋患肢。复位操作在 C 臂机监视下进行。各种手法只要操作得当,即足够牵引及内旋,绝大部分骨折可达良好复位,复位好坏与预后密切相关。如果手法仍不能复位时,应考虑近侧骨折端可能插入关节囊,或有撕裂的关节囊碎片嵌插在骨折线之间,此种情况见于青壮年患者,应考虑切开复位(图 4-12)。

(3) 复位判断标准 多用 Garden 对线指数判断复位,即根据正侧位 X 线片,将复位结果分为 4 级。正常正位片上股骨干内缘与股骨头内侧压力骨小梁呈 160°交角。侧位片上股骨头轴线与股骨颈轴线呈一直线(180°)。

(4) 切开复位 一般选择 Watson-Jones 入路外侧切

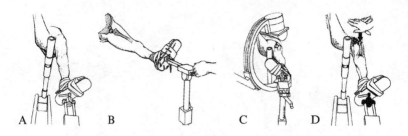

图4-12 股骨颈骨折闭合复位示意图

注 A:患肢固定;B:患肢牵引;C:患肢内旋内收,对合骨折面;D:手法复位。

口,向近端和前侧稍延伸,切开皮肤、皮下阔筋膜,剥离并向前牵开部分股外侧肌,向后牵开臀中小肌,显露关节囊,切开关节囊及清理血肿,直视下解除关节囊嵌入或者股骨颈前、后缘骨折尖端插入关节囊等影响复位因素,用骨刀插入前面的骨折间隙撬拨复位。当复位满意后,插入导针,行空心螺钉固定(图4-13、图4-14)。

闭合复位减少了创伤,保护了残存的血供。开放复位可能使骨折复位更完美,还可以做血肿引流。哪种复位方式更好,目前还存有争议。

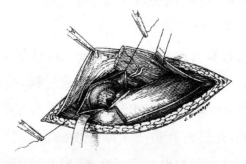

图4-13 股骨颈骨折切开复位 Watson-Jones 入路

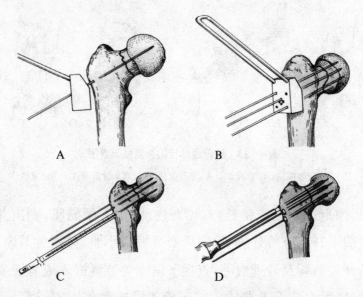

图 4 - 14　股骨颈空心加压螺钉内固定

注　A：复位满意后，暴露股骨外侧，插入导针，使用多孔导向器调整，确保导针在股骨颈内；B：使用导向器插入所有导针；C：透视下插入 3 根平行针，测量导针深度，空心钻沿导针钻孔，深度较导针浅 10 mm；D：拧入适当长度的空心螺钉。

　　(5) 内固定器材　1974 年 Tronzo 列举文献中曾用于股骨颈骨折的内固定器材共有 76 种之多，但至今仍无一种能被普遍接受。归结起来，主要有 4 类。

　　1) Smith - Petersen 钉(三翼钉)为代表的单钉类：三刃钉内固定为众所熟悉的传统疗法。这种单根钉在接骨的力学效能上不能持久，对有移位的股骨颈骨折失败率几乎达到 50%，不愈合率达 30% 左右，股骨头坏死率为 21% 以上。另外，此钉对高位头下型骨折固定不牢，也不适合青少年及股骨颈颈粉碎性骨折患者，因有可能损伤股骨头残存血供。Frandsen 等在比较三刃钉和加压钉板的疗效后,提出废除三刃钉,但其论据尚不能令人信服。为了避免锤击三翼钉,破坏血运及使骨折端接触更好,有人主张采用加压空心螺纹钉。

2) 多钉固定类:其中包括现在仍常用的 Moore 钉、Deyerle 钉、Knowles 钉、Neufeld 钉、斯氏针、三角针、多根螺纹钉或多根带钩螺纹钉等。此类固定钉直径较单钉细,对骨的损伤较小。利用多钉的布局在生物力学上取得优势,疗效较好,愈合率在 80% 以上,股骨头坏死率在 15% 以下。Rubin 等对 Knowles 针进行了生物力学试验,模拟老年人行走 3 个月髋部载荷结果,发现此针固定强度很好。

3) 滑移式钉板固定装置类:滑移式固定原则是 20 世纪 40 年代提出的。但第一个被较多采用的滑移式钉板是 1955 年 Pugn 设计的钉板,此种内固定器材优点是能使骨折片稳固地嵌紧,有助于早期负重。至于钉与板之间夹角,Pugn 设计的是 135°,Massie 推崇 150°;Brown 比较了不同角度的钉板,效果无明显区别,但在应用 200 例之后,发现 42 例(21%)失败,失败原因主要是复位不满意和操作技术不理想,其他学者使用滑移钉板的失败率也在 21%～22%。此类固定方法操作难度及手术创口均较大,晚期股骨头坏死率高,也不适于骨质疏松高龄患者。

4) 加压内固定类:其主要特点是所用的内固定钉带

有螺纹,钉并非锤入而是钻入或像螺丝钉那样拧入股骨头内,属于此类有单钉或多钉式。单钉者如活动翼粗螺丝钉;多钉者如 Garden 交叉螺丝钉,Smyth 三角固定钉,带螺纹骨圆针及弹性加压螺丝钉等。有人利用镍钛合金制成螺丝钉在钉体中间用线切割法,将钉远端 1/2 长度纵行切开,经热处理有记忆性能,在 32℃时,切口完全张开,对骨组织产生压力,起到加压及防旋转功能。此类内固定器材的优点是在于能对抗使骨折面分离的拉应力,而使骨折面能较好地对合,并且由于钉有螺丝,不易松动、退出或游走,从而避免了一些并发症。对股骨颈骨折的疗效,螺丝钉被认为对有移位的Ⅲ、Ⅳ型骨折更适用,至少比用其他类型的内固定失败率低些。此类内固定器材仍需良好地复位,复位后固定技术应良好,否则失败仍属难免,Barnes 统计,如螺丝钉在股骨头中的位置太高或偏前方,对Ⅲ型骨折的失败率为 37%,对Ⅳ型为 52%。Aadekevcke 等用生物力学方法比较以上四类固定法结果,三刃钉固定强度仅为多针法的一半,加压钉板则介于两者之间。Reigstad 等的比较结果显示,三刃钉抗弯强度类似加压针板,而抗扭不及后者。

(6) 内固定术式　股骨颈骨折内固定方法要求固定坚强,方法简单,对血供破坏少,符合局部生物力学要求。骨折内固定失败导致股骨头坏死率增加,因此内固定应能抗剪力,抗弯曲力,同时允许骨折面相互压缩而不失去固定力,内固定应能抵抗股骨颈上缘及前缘张力,应足够坚强以对抗骨折部位的剪力。目前尚无一种被公认是最理想的内固定设计,近年来一些学者从实验研究及临床应用不同角度证实多针内固定可以获得可靠的内固定效果,如Thornton(1987 年)收集 12 家医院 3 002 例股骨颈骨折,结果表明三翼钉内固定的早期移位,明显高于多针固定。

A. 滑动式内固定:固定钉可在套筒内滑动,早期承重更利于骨折端的嵌插(图 4 - 15、图 4 - 16)。

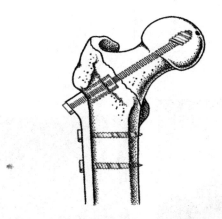

图 4 - 15 滑动式内固定

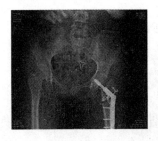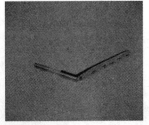

图 4 - 16 DHS 滑动式内固定

B. 加压式内固定固定牢靠,减少对周围软组织的损伤,减少对股骨头血供的破坏(图4-17、图4-18)。

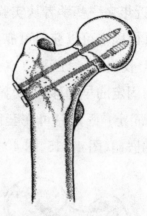

图4-17　加压式内固定

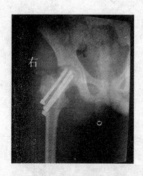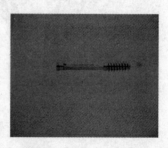

图4-18　空心钉加压内固定

2. 人工关节置换术

自从 Moore(1943年)和 Thompson(1952年)报道人工股骨头置换术治疗股骨颈骨折以来,人工假体置换术治疗股骨颈骨折已成为一种重要方法。其原因:假体置换后,可允许老年患者立刻负重并恢复活动能力,有利于预防卧床和不活动引起的并发症;假体置换消除了股骨颈骨折的骨不连接和缺血坏死,对于有移位股骨颈骨折,假体置换与内固定相比,可减低再手术机率。但假体置换也有其不足:假体置换手术比一般的复位内固定术显露大、出血多;假体置换术后,当出现机械失败及感染时,处理方法比较复杂。对于内固定治疗可能愈后不好的病例,如老年人群(年龄>65岁)、有慢性疾病、骨质条件不佳、头下型骨折、依从性差的患者、陈旧性骨折、骨折不愈合或股骨头缺血性坏死 Garden Ⅲ或Ⅳ型、Pauwels 3 型、骨质疏松、伤前伴有 OA、RA、酗酒、激素使用史等患者,应考虑使用关节置换,以减少并发症及再手术率。

一般认为股骨头置换术操作简单,术后发生关节不稳的风险小,缺点是术后易发生关节痛和髋臼磨损;全髋关节置换术则操作相对复杂,有关节脱位的风险,但术后长期效果好,翻修少(老年人活动相对少)。在美国和部分欧洲发达国家,对老年移位股骨颈骨折常规采用全髋关节置换术,认为全髋关节置换术是股骨颈骨折最具成本——效益比的治疗手段。

(1)手术入路 由于后入路脱位并发症发生率相对高,推荐选择改良的外侧入路(Hardinge 或 Wason-Jones),并发症发生率低。

(2)假体选择 对于仅可在室内活动且预计寿命在 2

年以内患者,推荐采用单极半髋关节置换,对于活动范围
较大且又有假体置换适应证的患者采用全髋关节置换术
(图 4 - 19)。

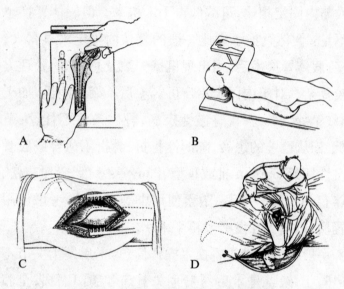

图 4 - 19　外侧入路骨水泥固定假体的植入

注　A:术前用影像和画图法选择假体,确定假体柄大小,颈长度,以及最合适
的股骨颈切断部位;B:患者侧卧,患肢在上,消毒包扎;C:外侧入路皮肤切口;
D:外旋前脱位显露股骨近端,由膝关节决定旋转程度,小腿垂直冠状面。

3. 功能锻炼

1)每天做深呼吸,主动按胸咳嗽排痰。

2)进行股四头肌舒缩锻炼,踝关节和足趾屈伸锻炼。
股骨颈骨折患者患肢不需要制动,术后第 1 天患者应离开
床到椅子上。后侧入路假体置换患者术后早期屈髋不要
超过 70°。

3）如内固定有足够的强度，可早期下地行走。

4）理疗：训练步态，假体置换后给予屈曲限制提示，助行器的使用及日常生活训练。

4. 影响预后相关因素

（1）年龄　文献统计认为股骨颈骨折骨不连的发生率，在老年患者为18.5%，在年轻患者为8%，患者年龄的递增增加了骨不连的风险。

（2）骨折分型　Rogmark等对224例Garden Ⅰ和Ⅱ型的无移位股骨颈骨折采用内固定治疗，术后平均随访32个月，发现再手术率（主要为内固定物取出术）为15%，失败率为11%，且主要为股骨头缺血坏死，需要二次关节置换术的为9%。Lu-Yao等报道在GardenⅢ或Ⅳ型的移位股骨颈骨折首次内固定治疗2年以内，骨折不愈合的发生率为33%，无菌性坏死的发生率为16%。

（3）骨密度/骨质量　Clark等发现骨质量是维持（骨-内固定界面）稳定的唯一重要因素。因此对于老年骨质疏松严重的病例，使用内固定术治疗股骨颈骨折需慎重，因（骨-内固定界面）可能达不到稳定固定的要求。

（4）术前状况　酗酒、激素使用史、OA、RA、Paget'病和内分泌系统疾病致骨量减少者，内固定效果不佳。

（5）复位质量　文献认为最重要的影响因素是复位的质量，此结论得到众多学者的认同。Alberts甚至认为对于不能得到很好复位的股骨颈骨折，可能首次行全髋置换是一种好的选择。

5. 常见并发症

（1）股骨颈骨折骨不连　股骨颈骨折骨不连的发生率为 25%～30%,年轻患者的发生率相对较高。

（2）股骨头缺血性坏死　股骨颈骨折发生股骨头缺血坏死的发生率为 25%,而这一数字在年轻患者为 45%,因此种并发症需要行关节翻修术的比率为 11%～19%。

1953 年,McCarroll 阐述除非股骨颈骨折的两大并发症：股骨头无菌性坏死和骨不连能减少或消失,否则股骨颈骨折仍然是尚待解决的骨折。

6. 预防措施

目前认为骨质疏松是导致髋部骨折的一个主要内在因素,因此预防老年人股骨颈骨折,主要是预防骨质疏松,同时应加强老年人的运动锻炼,防止跌倒等外伤的发生。老年股骨颈骨折的预防包括两方面,一是预防骨折的发生,另一方面是骨折后防止骨折再发生。主要措施包括以下几方面。

（1）加强宣教　提高对骨质疏松的认识,有针对性地开展预防保健和社区医疗,开展不同层次的卫生宣教及健康指导,对于控制骨质疏松及防止骨折发生有积极作用。

（2）防止跌伤　主要措施包括室内安置防滑地板或地毯;床要尽量低;室内照明要充足;卫生间要装坐便器和淋浴椅;穿平底及防滑鞋;佩戴髋部减压垫等。

（3）合理饮食锻炼　老年人应尽量避免吸烟、少饮酒，少喝咖啡类饮料，多饮奶类，多食新鲜蔬菜和水果，适当进行锻炼。这些方法均可维持并增加骨密度，强化肌肉力量，增进平衡能力，降低髋部骨折风险。

（4）合理用药　包括限制同时使用多种可能引起跌倒的药物。同时少用或不用皮质激素类和非甾体类药物。对于已明确诊断为骨质疏松症或骨折后的患者，应长期或间歇服用活性维生素 D，补充钙剂等。对老年患者应把保存生命放在第一位，积极处理全身疾病。预防各种并发症：压疮、坠积性肺炎等的发生

五、展望

随着人民生活水平的提高，人均寿命的延长，我国正逐渐进入老龄化社会，股骨颈骨折的发病率会逐渐增加，如何更好地对其进行治疗，最大限度地避免股骨头缺血坏死，促进患者的功能恢复是摆在每一个骨科医生面前的严峻挑战，但同时也是一次机遇。

参 考 文 献

[1] Tidermark J, Ponzer S, Svensson O, et al. Internal fixation compared with total hip replacement for displaced femoral neck fractures in the elderly[J]. J Bone Joint Surg Br, 2003,85(3)：380 - 388.

[2] Miyamoto R G, Kaplan K M, Levine B R, et al. Surgical management

of hip fractures: an evidence-based review of the literature. I: Femoral-neck fractures[J]. J Am Aead Orthop Surg, 2008,16(10): 596 - 607.

[3]　Johansson T, Risto O, Knutsson A, et al. Heterotopic ossification following internal fixation or arthroplasty For displaced femoral neck fractures: a prospective randomized study[J]. Int Orthop, 2001,25 (4): 223 - 225.

[4]　Parker M, Johansen A. Hip fracture[J]. BMJ, 2006,333: 27.

[5]　Probe R, Ward R. Internal fixation of femoral neck fractures[J]. J Am Aead Orthop Surg, 2006,14(9): 565 - 571.

[6]　Bhandari M, Devereaux P J, Tometta P,et al. Operative management of displaced femoral neck fractures in elderly patients. An international survey[J]. J Bone Joint Surg(Am), 2005,87(9): 2122 - 2130.

[7]　Kadakia A, Langkamer V G. Cancellous screw fixation of undis. Placed femoral neck fractures in over 70 years[J]. Injury Extra, 2007,38(4): 146 - 147.

[8]　Blomfeldt R, Tomkvist H, Ponrer S, et al. Comparison of internal fixation with total hip replacement for displaced femoral neck fractures. Randomized, controlled trial performed at four years[J]. J Bone Joint Surg(Am), 2005,87(8): 1680 - 1688.

[9]　Vertelis A, Robertsson O, Tarasevicius S, et al. Delayed hospitalization in creasesm or tality in displaced femoral neck fracture patients [J]. Acta Orthop, 2009,80(6): 683 - 686.

[10]　Raaymakers E L. The non-operative treatment of impacted femoral neck fractures. Injury[J]. 2002,33(3): 8 - 14.

[11]　Gregory J J, Kostakopoulou K, Cool D J. One-year outcome for elderly patients with displaced intracapsular fractures of the femoral neck managed non-operatively[J]. Injury, 2010,41(12): 1273 - 1276.

[12] Bhandari M, Devereaux P J, Swiontkowski M F, et al. Internal fixation compared with arthroplasty for displaced fractures of the femoral neck. A meta-analysis[J]. JBJS, 2003,85 - A(9): 1673 - 1681.

[13] Haidukewych G J, Rothwell W S, Jacofsky D J, et al. Operative treatment of femoral neck fractures in patients between the ages of fifteen and fifty years[J]. JBJS, 2004,86 - A(8): 1711 - 1716.

[14] Rogmark C, Flensburg L, Fredin H. Undisplaced femoral neck fractures-no problems? A consecutive study of 224 patients treated with internal fixation[J]. Injury, 2009,40(3): 274 - 276.

[15] Alberts K A, Jervaeus J. Factors predisposing to healing complications after internal fixation of femoral neck fracture. A stepwise logistic regression analysis[J]. CORR, 1990,257: 129 - 133.

[16] Bray T J. Femoral neck fracture fixation. Clinical decision making[J]. CORR, 1997,339: 20 - 31.

[17] Nilsson L T, Johansson A, Str? mqvist B. Factors prediciting healing complications in femoral neck fractures: 138 patients followed for 2 years[J]. Acta Orthop Scand, 1993,64(2): 175 - 177.

[18] Lu-Yao G L, Keller R B, Littenberg B, et al. Outcomes after displaced fractures of the femoral neck: a meta-analysis of one hundred and six published reports[J]. JBJS, 1994,76(1): 15 - 25.

[19] Hedbeck C J, Enocson A, Lapidus G, et al. Follow-up of a Randomized Trial for Displaced Femoral Neck Fractures: A Concise Four-Year Comparison of Bipolar Hemiarthroplasty with Total Hip Arthroplasty[J]. J Bone Joint Surg, 2011,93(5): 445 - 450.

[20] Keating J F, Grant A, Masson M, et al. Randomized comparison of reduction and fixation, bipolar hemiarthroplasty, and total hip arthroplasty: treatment of displaced intraeapsular hip fractures in healthy older patients[J]. J Bone Joint Surg, 2006,88(2): 249 - 260.

第 **5** 章

股骨粗隆间骨折

一、概述

股骨粗隆间骨折(intertrochanteric fracture，ITF)是指股骨颈基底至小粗隆水平之间的骨折，又称转子间骨折，是临床上髋部骨折中的常见类型。股骨粗隆间骨折是股骨近端最常见的骨折，多发于 60 岁以上人群，患者平均年龄比股骨颈骨折患者高 5～6 岁，90％的 ITF 发生于 65 岁以上的老年人。发生率占全身骨折的 3％～4％，占髋部骨折的 50％左右，随着人口老龄化速度的加快，股骨粗隆间骨折的发病率呈逐年上升的趋势。

股骨粗隆部亦称转子部，指上自股骨颈基底部关节囊外，向下至小粗隆下 5 cm 的一段，包括大粗隆、粗隆间、小粗隆和粗隆下部分，是股骨头颈部和股骨干受力的转接部位。粗隆间线是一条粗糙的宽的骨带，将股骨颈和股骨干在前面分开，粗隆间嵴在后侧连接大、小粗隆，髋关节囊附着于粗隆间线。股骨矩是位于小粗隆深部股骨颈、体连接部的内后方的致密骨板，股骨干后内侧皮质骨的延伸，它出现于股骨颈内后侧,止于小粗隆下股骨内侧皮质,呈拱形跨越小粗隆区,由多层致密骨构成。股骨矩是股骨上端重要的承载负重结构,在股骨粗隆间骨折的病理机制和治疗方法选择上具有重要意义。

二、病因与分型

(一) 病因

股骨粗隆间骨折发生的主要原因是外伤和骨质疏松。粗隆间骨折可因间接暴力和直接暴力引起,老年患者在跌倒时,身体发生旋转,在过度外展或内收位着地或跌倒时,侧方倒地,大粗隆被直接撞击,均可发生粗隆间骨折。而青壮年因为骨质较为坚固致密,多是由于短时间内受到高能量冲击所引起,如交通事故、高处坠落等。股骨粗隆间是骨质疏松的好发部位,骨质疏松的发生速度在骨小梁较快,在股骨矩则较慢,在发展速度快的骨小梁与发展速度慢的股骨矩结合部位的骨质最薄弱,因此易发生粗隆间骨折。

(二) 分型

股骨粗隆间骨折的分型很多,目前为大家熟知并广泛应用的有以下 5 种:Evans 分型(1949 年),Boyd-Griffin 分型(1949 年),Jensen 分型(1975 年),Kyle 分型(1979 年),AO 分型(1981 年)。任何骨折分型都必须应用简便,并能指导治疗,同时提示预后,才能具有临床意义。现将 5 种分型分别介绍如下。

1. AO 分型

AO 将股骨粗隆间骨折纳入其整体骨折分型系统中，归为 A 类骨折(图 5-1)。

(1) A1 型　①骨折线延伸至粗隆间线；②骨折线通过大粗隆；③骨折线通过小粗隆。

(2) A2 型　经粗隆的粉碎骨折，内侧和后方骨皮质在数个平面上破裂，但外侧骨皮质保持完好。①有一内侧骨折块；②有数块内侧骨折块；③向小粗隆下延伸超过 1 cm。

(3) A3 型　反粗隆间骨折，骨折线通过骨外侧骨皮质。①斜形；②横形；③粉碎。

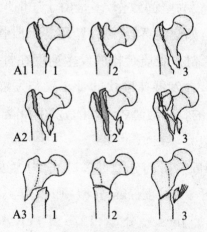

图 5-1　股骨粗隆间骨折 AO 分型

2. Evans 分型

Evans 根据骨折线方向分为 2 种主要类型。其中 I

型又进一步分4个亚型。

（1）Ⅰ型　骨折线从小粗隆向外、向上延伸。Ⅰa型：骨折无移位，小粗隆无骨折，骨折稳定；Ⅰb型：骨折有移位，小粗隆有骨折，复位后内存皮质能附着，骨折稳定；Ⅰc型：骨折有移位，小粗隆有骨折，复位后内存骨皮质不能附着，骨折不稳定；Ⅰd型：粉碎骨折，至少包括大小粗隆4部分骨折块，骨折不稳定。

（2）Ⅱ型　骨折线自小粗隆斜向外下方，骨折不稳定。

3. Jensen 分型

Jensen 对于 Evans 分型进行了改进，基于大小粗隆是否受累及复位是否稳定而分为5型（图5-2）。

（1）Ⅰ型　2骨折片段，骨折无移位。

（2）Ⅱ型　2骨折片段，骨折有移位。

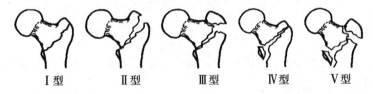

Ⅰ型　　　　Ⅱ型　　　　Ⅲ型　　　　Ⅳ型　　　　Ⅴ型

图 5-2　股骨粗隆间骨折 Evans-Jensen 分型

（3）Ⅲ型　3骨折片段，由于大粗隆骨折并移位而缺乏后外侧支持。

（4）Ⅳ型　3骨折片段，由于小粗隆或股骨矩骨折而缺乏内侧支持。

（5）Ⅴ型　3骨折片段，同时缺乏内侧和后外侧支持，为Ⅲ型和Ⅳ型的结合。

4. Kyle 分型

Kyle 改良了 Evans 分类法,按解剖部位分为颈基部、粗隆间、粗隆下 3 类。粗隆间骨折又分作 4 型。

(1)Ⅰ型　粗隆间骨折,无移位,骨折稳定。

(2)Ⅱ型　粗隆间骨折伴小粗隆撕脱骨折,有移位,骨折较稳定。

(3)Ⅲ型　骨折呈粉碎伴大、小粗隆撕脱骨折,有移位,骨折不稳定。

(4)Ⅳ型　Ⅲ型加骨折线延及粗隆下部,骨折最不稳定。

5. Boyd-Griffin 分型

Boyd 和 Griffin 将股骨粗隆间骨折分为 4 型,包括了从股骨颈的关节囊以外部分至小粗隆下方 5 cm 的所有骨折。

(1)Ⅰ型　沿着大小粗隆间线所发生的骨折,稳定无移位,复位简单。

(2)Ⅱ型　粉碎性骨折,主要骨折沿着粗隆间线。骨皮质可有多处骨折,伴有移位,复位困难。有一种特殊骨折前后线型骨折,只能在侧位片上看到。

(3)Ⅲ型　基本属于粗隆下骨折,至少有一骨折线横过近端股骨干小粗隆或紧靠小粗隆的下端部位,可有不同程度的粉碎,不稳定,常常很难复位,并发症较多。

（4）Ⅳ型　粗隆部和近端股骨干至少2个平面出现骨折,股骨干多呈螺旋形斜形或蝶形骨折,骨折包括粗隆下部分,不稳定(图5-3)。

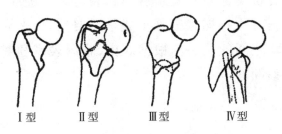

图 5-3　股骨粗隆间骨折 Boyd-Griffin 分型

6.骨折的稳定性

骨折的稳定与否是分型的重要依据与核心参考,其决定性因素包括以下2个方面:①内侧弓的完整性(小粗隆是否累及,股骨矩是否完整);②后侧皮质的粉碎程度(大粗隆的粉碎程度)。小粗隆骨折使内侧弓骨皮质缺损而失去力学支持,造成髋内翻;大粗隆骨折则进一步加重其矢状面上的不稳定,造成股骨头后倾。逆粗隆间骨折则常发生骨折远端向内侧移位,若复位不良可造成内固定在股骨头中的切割。不稳定性骨折,占 35%～40%,是引起功能障碍和死亡的主要原因。

三、临床表现与诊断

受伤后髋部粗隆区出现疼痛,肿胀,瘀斑,下肢活动受限。多数患者肢体短缩,Allis 征阳性,Shoemaker 线缩短,Bryant 三角底边较健侧缩短,大粗隆上移超过

Nelaton 线。下肢外旋畸形明显,可达 90°,有轴向叩击痛,但无移位的嵌插骨折或移位较少的稳定骨折不明显,往往需经 X 线片检查后,才能发现,并根据 X 线片进行分型。骨折常合并有粗隆后部和股骨矩的破坏,对于粉碎性骨折,CT 扫描和三维重建是必要的,用来充分了解各骨折块之间的关系。根据病史、临床表现和影像学检查可予诊断。

四、治疗

(一)保守治疗

目前保守治疗临床应用较少,仅适于少数一般情况太差、无法耐受麻醉及手术、存在严重伴随疾病或术前并发症的患者,因为丧失了手术时机,才不得已采用保守治疗。

1. 手法整复股骨粗隆间骨折(以左侧为例)

患者仰卧,近端助手双手按住患者骨盆两侧髂嵴固定,远端助手右手扶住患者左侧腘窝及膝外侧,左手握住左内踝及后踝,术者立于患者左侧,左手由内侧握住骨折远端小粗隆部,右手由外侧扶住骨折近端大粗隆部,远端助手使患者左下肢屈髋屈膝并外展外旋,然后内收内旋顺势牵引左下肢向下,与此同时,术者左手卡靠小粗隆,右手向下推挤大粗隆并内旋患肢,远端助手将患肢拉直放平,左下肢置于外展中立位,测量双侧髂前上棘至内踝尖等长,左下肢不外旋,则复位成功。

2. 牵引

对于骨折前已无法行走者,穿"丁"字鞋或行皮牵引治疗,积极治疗合并症,细心护理,减少骨折并发症的发生。对于骨折前能行走的患者,骨折无明显移位的稳定性骨折,行皮牵引固定维持,或采用胫骨结节或者股骨髁上外展位牵引,6～8周后逐渐扶拐下地活动。移位较大的不稳定性骨折也可采用胫骨结节或者股骨髁上外展位牵引,在骨牵引下试行手法复位,用牵引力矫正短缩畸形,再以外展位维持牵引避免发生髋内翻,需牵引8～12周。但要除外临近部位感染、炎症及未有效控制的糖尿病患者。

3. 夹板固定

在手法整复后,可采用夹板固定骨折,夹板应从患者腋窝下延伸至踝关节处,用长毛巾包裹患侧肢体,尤其注意关节突出的部位,防止夹板压迫该处。

4. 保守治疗下的功能锻炼

指导患者在床上做些力所能及的运动,如上肢运动、健侧下肢运动,练习"三点支撑"即抬臀运动,患肢主要锻炼髌骨被动活动和踝关节屈伸及足部活动。去除牵引后逐渐进行膝、髋关节屈伸活动,注意患肢仍要保持外展位,平卧时两大腿间应放一梯形枕,侧卧时不能卧于健侧。功能锻炼要循序渐进,量力而行,以不感到疲劳为度。

5. 抗骨质疏松治疗

在卧床的同时,必须重视骨质疏松对粗隆间骨折愈后的影响。有数据显示,仅有 20%～40% 的老年患者接受了抗骨质疏松治疗,预防及系统治疗骨质疏松显得更为重要。治疗药物包括基础补充钙剂和维生素 D,抑制骨吸收药物如双膦酸盐类药物、降钙素,促进骨形成药物(甲状旁腺激素)、锶盐以及其他药物活性维生素 D、维生素 K、中药等。

股骨粗隆间骨折保守治疗难以解剖复位,致残率较高,长期卧床易诱发心脑血管意外、坠积性肺炎、压疮及泌尿系统感染及下肢深静脉血栓形成等并发症。治疗不当易产生髋内翻及外旋畸形,尤其是老年患者,往往因治疗不当而死于致命性并发症。因此,目前保守治疗已不作为常规治疗方法。

(二) 手术治疗

手术目的是尽可能达到解剖复位,恢复股骨矩的连续性,矫正髋内翻畸形,坚强内固定,早日活动,避免并发症。

手术治疗的时机:粗隆间骨折患者在医院度过 1 d 后,再进行手术治疗,死亡率明显增加。大多数学者认为,理想的手术时机是患者全身情况一旦得到控制,骨折后12～24 h 内手术是最佳时机。

髋部骨折的预后与患者的年龄,损伤前的状况,活动度,骨骼的质量,骨折块数目及骨折块的几何形状,骨折复位情况,内固定器材的设计,内固定的位置等因素均有关。

股骨近端承受大约体重 2.5 倍的应力,故要求内固定在股骨颈内有很强的把持力及很高的自身稳定性,特别是对有骨质疏松的老年人,这样内固定物在早期活动和负重时不易切割而出,且惟有满意的复位才能使固定获得最佳效果。骨折的稳定性主要靠内侧骨皮质的复位与维持。不稳定骨折包括后内侧皮质粉碎、反粗隆间骨折等。稳定的复位同时行内固定要比单纯内固定物本身的强度增加约30%。

手术方法:粗隆间骨折主要发生于老年人,常伴有内科系统合并症,易发生并发症,死亡率较高,是老年人较为严重的骨折。手术治疗方法的选择,应根据患者全身情况及骨折类型来决定。

现今常用的手术方式大体可分为外固定支架、髓外钉板固定系统、髓内固定系统和人工假体置换4大类。

1. 外固定架

外固定架是一种半侵入式穿针固定方法。外固定架治疗老年股骨粗隆间骨折,具有手术和麻醉风险低,创伤小,操作容易,手术过程短,对软组织限制小,并发症少,可早期活动,术后即可坐卧翻身及部分关节功能练习,1周后可扶双拐行走等优点;其缺点是它的支撑架远离骨折端,抗内翻应力力差,较内固定可靠性低,有发生固定针松动、退出,钢针外露,体外携带不便,针道感染、患膝屈曲受限等并发症的可能。

尽管有较多的并发症,但治疗伴有严重内科疾病的年老体弱患者,不能耐受大的手术创伤的稳定型骨折患者,仍可作为一种较实用的选择,而对于不稳定的骨折应慎用(图 5-4)。

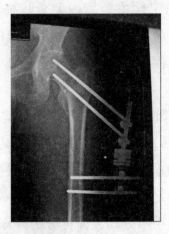

图 5-4　股骨粗隆间骨折外固定支架固定

2. 髓外钉板固定系统

钉板内固定系统包括动力髋螺钉、动力髁螺钉及钢板系统。

(1) 动力髋螺钉(dynamic hip screw, DHS)　通过较粗的拉力螺钉及带套筒的侧方钢板,将股骨头颈与股骨干固定为一体,通过压缩骨折块使骨折端靠拢稳定,同时兼具加压和滑动双重功能,结构坚固,可有效防止髋内翻;螺钉可沿套筒滑动,可有效加压骨折块,骨折间隙减少,利于骨折愈合。DHS 的角稳定结构本身足以承受负重时的压力。同时,该钉在套筒内滑行可避免螺钉穿透髋臼或股骨头。适用于骨质疏松患者,治疗稳定型粗隆间骨折疗效肯定,失败率低。

但对于不稳定骨折,由于颈后内侧皮质缺损,应压力不能通过股骨距传导,内置物上应力增大,同时可在小粗隆周围产生应力遮挡作用,增加了去除内固定后发生早期再骨折的风险。由于应力遮挡及钢板下骨膜缺血容易引起钢板下骨质疏松,粉碎性骨折又容易因骨膜剥离过多所致骨折块缺血坏死,导致骨折不愈合,后期易发生股骨距塌陷、股骨颈缩短、螺钉切出、钢板下再骨折、钢板螺钉断裂等并发症。DHS的头钉无足够的抗旋转能力,由于钉板系统的偏心固定,应力集中部位易出现松动、断裂等问题。逆粗隆骨折固定时骨折近端有向外下移位、远端向内上移位的倾向,常导致内固定失败。内侧小粗隆及股骨矩骨折如复位固定不理想或粉碎严重,导致压力侧不能有效支撑,有发生股骨头切割(cut out)及髋内翻的可能性。同时,轴向滑动使股骨颈长度变短,肢体短缩,外展肌力臂减少,这可能是部分患者留有残疾的原因之一。滑动意味着固定系统的相对不稳,不仅仅是轴向的,也包括横向和旋转方面的不稳定(图5-5)。

(2) 动力髁钢板(dynamic condylar screw,DCS)AO初始的设计是将95°DCS螺钉用于股骨远端的髁间骨折,近年来已扩大到股骨粗隆周围骨折的应用。DCS类似悬臂梁系统,符合髋部的生物力学要求。有学者认为,

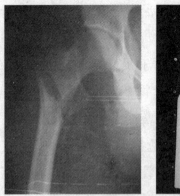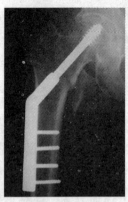

图 5-5   股骨粗隆间骨折 DHS 内固定

DCS 可用于不稳定性骨折,尤其适用于股骨近端的粗隆下骨折,对术中内固定造成大粗隆游离时,可改用 DCS 固定补救,对首次 DHS 螺钉内固定失效、骨折不愈合的患者,DCS可作为其翻修术的一种方法。但因其初始设计对象所决定,使其在股骨粗隆间骨折的应用受到限制(图 5-6)。

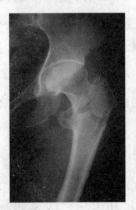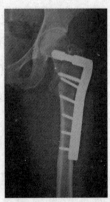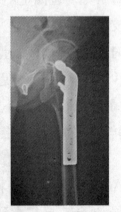

图 5-6   股骨粗隆间骨折 DCS 内固定

（3）角钢板　其角度与正常颈干角一致,结构为一整体,无静力性与动力性加压作用。角钢板内固定,对于稳定型骨折,可用130°钉板固定,但对于不稳定者则应用150°钉板固定,因钉的承重方向接近于股骨头承受的压缩合力的方向,可使钉所承受的内翻应力减少至最小程度,几乎接近于零,固定稳定。对于粉碎不稳定者,也有人使用95°股骨髁部钉板固定。在使用钉板内固定时,应注意准确判断骨折的稳定性,使钉通过两组主要骨小梁的交叉处,恢复内侧骨皮质的连续性,争取轻度外翻嵌插复位,这是手术成功的重要因素。但由于角钢板支撑力量较弱,不允许骨折端有纵向压缩的活动,对于粉碎型不稳定骨折容易导致钉板逐渐变弯,以致断裂、髋内翻,会导致较高的失败率,近年来应用减少。

（4）经皮加压钢板(percutaneous compression plate, PCCP)　是由有2个可滑动加压螺钉的微创内固定钉板系统,2枚螺钉较DHS头钉直径减小,在股骨头内的固定作用强,可有效防止螺钉切割及股骨头旋转,而且减少了对骨折远端外侧皮质的破坏等。PCCP可有效维持股骨颈干角,且具有动力和静力加压的双重作用,使患者能早期部分或完全负重。PCCP使用至少2枚直径较小的动力螺钉,通过减少旋转扭矩而增加抗轴向应力及抗扭转力,提供额外的骨折端稳定性。钢板的远端为低切迹设计,便于微创插入钢板,减少了应力集中现象。生物力学方面的试验研究证明,PCCP 的抗轴向应力及抗扭转力均较优。对于不稳定性股骨粗隆间骨折,PCCP 具有良好的固定作用,且在手术时间、术后感染率以及术中出血量、再手术率以及螺钉切割并发症方面都有下降的趋势,术后功能恢复满意。尽管 PCCP 内固定法治疗股骨粗隆间骨折更具稳定、微创、安全等优点,但有学者认为其临床适应证为 A1、A2 型骨折,对外侧壁完整性有较高的要求,病理性骨折和无法闭合复位者不建议采取此法(图 5 - 7)。

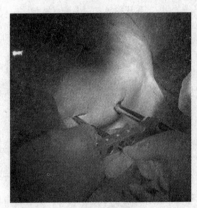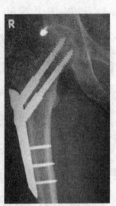

图 5 - 7　股骨粗隆间骨折经皮加压钢板(PCCP)内固定

(5) 微创内固定系统(less invasive stabilization system,LISS)　是建立在生物接骨术和交锁髓内钉技术的基础上发展起来的内固定系统,兼具微创和解剖接骨板固定的优点。其接骨板可经皮插入并完成锁定螺钉的固定,而无需过多的剥离骨折端的软组织,从而能最大限度地保护骨折端血运。同时,锁定螺钉间相互成角且受力均匀,与钢板共同形成内固定框架,稳定性能佳。最初 LISS 主要应用于股骨远端骨折,后逐渐扩展到股骨近端如粗隆间骨折,因为倒置 LISS 接骨板的解剖结构与大粗隆基本符合。股骨 LISS系统从生物力学上可满足股骨近端骨折内固定的要求,且具有创伤小、操作简便、固定可靠及并发症少的优点,但其最大的缺点是复位功能差,使用前要恢复骨的轴线和长度并纠正旋转。同时有一定的内固定断裂率,可能与 LISS 系统并非为治疗股骨近端骨折所设计有关,其近端螺钉与股骨颈呈一定角度而与股骨干几乎垂直,这可能导致螺钉尾端与钢板接触处剪切应力过大,最终导致螺钉断裂(图 5-8)。

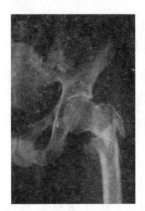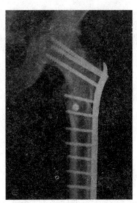

图 5-8　股骨粗隆间骨折微创内固定系统(LISS)内固定

(6) 股骨近端锁定钢板(local compression plate,LCP) 是随着生物学固定(BO)理论出现的,结合 AO 的锁定技术和微创理论研发出来的内固定器械。LCP 的顶头有螺纹,钉尾和钢板锁定对有骨质疏松的骨折固定可靠,可有效防止复位丢失,特别适用于严重粉碎、不稳定、骨质疏松的骨折。LCP 是将 LISS 与点接触接骨板(PC-Fix)两者的优势结合在一起开发出来的骨折内固定系统,较其他内固定系统具有更好的角度稳定性,其主要优点包括:①锁定钢板的设计钢板与骨骼接触少,可保护骨折断端的血液供应,加快骨折愈合;②LCP 靠成角稳定的钢板螺钉界面维持稳定,而不是钢板-骨界面,这种结构使锁定螺钉的拔除强度更高。LCP 的这些优点可以使患者早期下床活动,降低并发症的发生率。手术中钢板不需预弯,锁定钉有其固定的方向,在轴向生理负荷下不会发生螺钉松动。

股骨近端锁定钢板骨折内固定具有解剖形态,便于贴附,适合各种类型的股骨粗隆间骨折。可使用普通螺钉,也可使用具有成角稳定性锁定螺钉。有 4~5 枚锁定螺钉固定于股骨颈中,对于大粗隆部位粉碎的骨折有很好的固定效果;同时其特有的角稳定作用对骨质疏松患者具有很好的效果。

锁定接骨板可以作为治疗股骨近端复杂骨折的一种内固定方式,尤其适用于近端骨折粉碎呈爆散状、髓内固定困难的情况,如大粗隆骨块游离、粗隆部骨折冠状面劈裂、粗隆下骨折延伸至梨状窝、粉碎骨折存在后内侧骨折块、股骨外侧壁严重粉碎等。其他如股骨髓腔狭小、股骨前弓过大、病理骨折及关节假体周围骨折患者也适合用锁定接骨板治疗。

解剖型钢板无固定的钉板颈干角设计,不能克服强大的剪切力(站立时剪切力最大),此为其力学缺陷。锁定接骨板治疗股骨粗隆部骨折的主要并发症包括内固定断裂、肢体短缩、髋内翻、不愈合等。以下几个因素可能会增加内固定失败的风险,需注意避免:①锁定接骨板多用于治疗严重粉碎的复杂骨折,且锁定接骨板为偏心固定系统,不应强调术后过早负重,否则容易造成内固定断裂、髋内翻等并发症,应严格规律随访,待 X 线片见连续骨痂通过骨折线时才开始部分负重;②股骨颈内螺钉位置十分关键。股骨颈中央部骨质密度较低,而下 1/3 处骨质密度最高,若将螺钉置于此处可获得对骨折块的最大把持力,治疗严重骨质疏松患者时更应注意(图 5-9)。

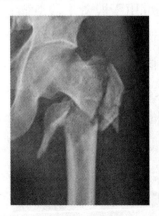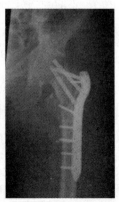

图 5-9　股骨粗隆间骨折股骨近端锁定钢板(LCP)内固定

3. 髓内固定系统

髓内固定技术的成熟应用较 DHS、DCS 晚一些,已逐渐成为治疗股骨粗隆间骨折的重要技术。常使用的此类装置主要有 Gamma 钉、股骨近端髓内钉(PFN)以及改进型,联合拉力交锁钉(InterTan)等。

(1) Gamma 钉　即股骨粗隆周围部带锁髓内钉,更具有静力加压作用,其髓内钉上下两端分别有斜向、横向螺丝钉锁在股骨颈及其股骨干上,由于拉力螺钉结合髓内钉,其力矩短,抗弯应力强,具备防止髋内翻及抗旋转作用,可以防止骨折端的移位和髓内钉的旋转下沉。同时,它还具有其他优点:闭合复位、创伤小、出血少、固定牢靠、骨折愈合快,并且对骨质疏松和不稳定骨折也有良好的固定作用。Gamma 钉的适用范围很广,适用于各种类型的股骨粗隆间骨折,尤其是不稳定的粗隆间骨折,而加长 Gamma 钉适应证更广,可用于股骨上段骨折。通过生物力学实验,认为 Gamma 钉符合股骨上端力学特点,能将股骨头颈部与股骨干牢固固定,允许骨折部嵌插,从而增加稳定,有效克服了由于大粗隆部骨质粉碎局部无支撑点这一力学缺陷。通过髓腔固定,缩短了力臂,减少了弯距,抗弯应力强。需要注意的是,Gamma 钉钉尖部易形成应力集中,有导致应力骨折的危险,术中及术后并发股骨干骨折的发生率较高,这与髓内钉过粗、过度扩髓及应力集中有关。且股骨头颈内为单根拉力螺钉,抗旋转作用不足,拉力螺钉可穿出股骨头或拉力螺钉位置不佳,造成髋内翻畸形,导致内固定失败。

目前临床上常用的为其改进型,二代、三代 Gamma 钉的外翻角由 10°改为 4°,其中三代 Gamma 钉有 120°、125°、130°三种颈干角可选择,更符合亚洲人的骨骼特点,其专利设计的拉力螺钉与第一代相比对松质骨的损伤小,增加了把持力;螺纹向肋腹部的角度为负值,这可将剪切力转变为压应力,减少了螺钉对股骨头的切割;螺纹较薄减少了植入时的扭转力。而且增加了一枚防旋螺钉,这种设计可避免拉力螺钉的旋转及向内侧移位,从而有效地防止了骨折端的旋转不稳。拉力螺钉不对称的凹槽设计可使其向外侧滑移从而使骨折处进行动态加压,促进骨折愈合。主钉近端 4°的外翻角更符合人股骨的解剖结构,避免了三点负重从而减小了股骨远端所受的应力,降低了术后股骨干骨折的发生率(图 5 - 10)。

(2) 股骨近端髓内钉(proximal femoral nail, PFN)与 Gamma 钉相比,PFN 的钉体较 Gamma 钉细长,近端的拉力螺钉和防旋螺钉较细。其最重要的改进是在股骨近端的拉力增加了 1 枚螺钉,使股骨颈内双钉承载,锁钉孔以远的主钉加长,分散了主钉末端的应力,减少了远端痛、应力骨折的发生率。髓内钉外翻角 6°,减小钉直径,不必扩髓,远端锁钉与远端钉尾距离较远,使股骨干应力集中有效减小,降低了股骨干骨折的发生率;对不稳定骨折能提供坚强固定。PFN 继承了 Gamma 钉髓内固定的优点，其承受应力的轴心靠近股骨距，进而对骨折稳定性的要求不高，手术操作大大简化，患者可早期负重或部分负重。

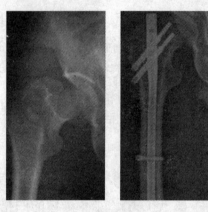

图 5 - 10　股骨粗隆间骨折 Gamma 钉内固定

PFN 远端锁钉孔呈椭圆形，允许纵向滑动，最大限度地减少应力集中，降低了术后钉尖部股骨干骨折的发生率。其近端采用 2 枚拉力螺钉，具有平衡、稳定、抗旋转的作用。其主钉及股骨颈螺钉直径减小，既可减少局部血供破坏，还可减轻因钻孔、扩孔引起的骨热坏死，从而降低股骨头坏死的发生。而且髓钉槽式孔设计及末端加长变细等有利于对骨折断端进行加压，明显减少钉的应力集中。这些设计改进使骨折端的抗旋、抗拉及抗压强度明显提高，使股骨头、颈在髓内与股骨干连成一体，减少了股骨干骨折及拉力螺钉切出股骨头等严重并发症的发生，特别适用于老年骨质疏松及粗隆间粉碎性骨折等不稳定性的股骨粗隆间骨折。

　　但 PFN 也存在一些局限,如在股骨颈较短的老年女性中,其股骨颈的平均直径 30 mm,欲容纳两枚较粗的螺钉,在手术调整过程中,最初良好的复位有可能丢失。在骨质疏松的患者中,股骨颈拉力螺钉易松动。考虑与老年人骨质疏松及手术时拉力螺钉位置偏上有关,而且两根动力螺钉间的骨质容易退化并有股骨头坏死的危险。PFN弧度大、主钉较长,对于股骨干过度前弓的患者不适用,因为髓内钉的尖端会压迫、穿出股骨干的前方皮质,造成远端的骨折。若为此而改变髓内钉的位置以纠正尖端的错位,会导致髓内钉的近端过度靠近外侧皮质。如果存在小粗隆处的劈裂骨折下延至股骨干近端接近交锁螺钉的位置,临床上可造成股骨干中上段应力集中而致股骨干骨折。

　　PFN 在欧洲被广泛应用治疗股骨粗隆间骨折,经过大量临床应用后,很多学者发现患者因为负重使下肢交替受到牵拉和加压的影响,可产生 Z 效应(下方负重钉松动向外退钉,上方防旋钉向内上方移动切出股骨头穿入髋关节,X 线片上呈“Z”字形)和反 Z 效应。PFN 的主要并发症为拉力螺钉切割股骨颈、拉力螺钉或防旋螺钉退出、髋内翻畸形、骨折断端骨质吸收等。用 PFN 治疗股骨粗隆间骨折,术中出现的并发症主要与骨折类型有关,术后出现的并发症则与手术技巧及负重过早有关(图 5 - 11)。

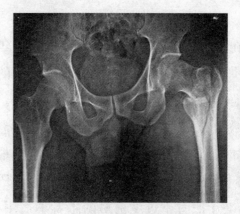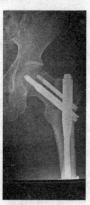

图 5 - 11　股骨粗隆间骨折股骨近端髓内针(PFN)内固定

（3）股骨近端抗旋转髓内钉（proximal femoral nail antirotation，PFNA）　针对 PFN 的 Z 效应及反 Z 效应等并发症,近年来改进并推出了防旋 PFNA。

与 PFN 相比,PFNA 最大的改进即以一枚椭圆截面的螺旋刀片取代 2 枚螺钉,无需事先扩髓,敲击进入股骨颈,减少骨质丢失,且可对周围的松质骨造成挤压,使本来较疏松的松质骨变得更加结实、密集。生物力学试验已经证实,被压紧的松质骨能更好地为螺旋刀片提供锚合力,提高其稳定性。由于螺旋刀片可以自动锁定,一旦打入并锁定后,自身不会再旋转,因此也不会退钉,很好地防止旋转和塌陷,与螺钉固定系统相比,抗拔除力明显提高。髓腔较宽者可直接插入主钉,减少对骨髓腔内血运的破坏,此外减少了 1 枚防旋钉,可有效防止术后 Z 效应的发生。PFNA2 是在以上基础上改进的亚洲型,主钉外偏角减小到 5°,近端长度缩短,近端外侧壁改为平面设计,更加符合亚洲人的解剖结构。

PFNA 特别适用于骨质疏松、不稳定性骨折患者。另外,经过特殊设计的加长型 PFNA 远端可达股骨髁上,其远端锁定孔既可选择静态锁定,又可选择动态锁定,特别适用于低位或有延伸的粗隆间骨折或粗隆间骨折合并股骨干骨折及一些病理性骨折,扩大了股骨近端髓内针的适应证。PFNA 具有手术时间短、创伤小、出血少、恢复快、骨折愈合率高、并发症少等优点。PFNA 可以承受较大的轴向负荷,有助于患者术后早期即可承受部分身体的重量,有利于患者的早期功能锻炼。

其缺点是术前需良好复位,否则打入螺旋刀片时易导致骨折部位的分离。多数临床研究表明 PFNA 同样存在髋部疼痛、骨折不愈合等风险(图 5-12)。

(4) 联合拉力交锁钉(InterTan)　属于双钉交锁的第 4 代髓内钉,两枚头钉的联合交锁组合呈椭圆形外形,接触面积较其他产品大,增加了把持力,外形结构上具有旋转稳定性,互相咬合的螺纹避免发生双"Z"字效应。在术中置入拉力螺钉时,抗旋转刀片能维持骨折复位位置。而在置入拉力螺钉后,取出防旋转刀片,置入加压螺钉,加压螺钉的螺纹齿与拉力螺钉相嵌套,在拧紧过程中可达到最大 15 mm 的无旋转轴线性加压。类似关节假体柄的主钉近端设计,匹配性更好,更加符合股骨近端的生物力学特点。远端采用独特的发夹分叉开槽设计,可有效分散远端应力,降低主钉远端假体周围骨折的发生率。主钉的近端采用梯形横截面设计,具有 4°外翻角,提供大粗隆顶点微创入路。近端主钉内空心螺钉设计,可以在必要时锁紧以限制股骨颈内螺钉的滑动。远端钉孔可选择静力或动力交锁。

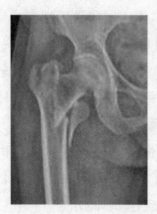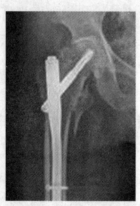

图 5‑12　股骨粗隆间骨折股骨近端髓内针(PFNA)内固定

新一代股骨近端髓内钉 InterTan 的独特设计,克服了既往内固定的局限性,能有效恢复股骨近端的稳定性、减少卧床时间、提高生活质量、降低死亡率及并发症。Intertan 治疗老年骨质疏松不稳定粗隆间骨折具有优势,较其他髓内固定具有更可靠的固定效果。但由于 Intertan 在临床上应用时间较短,因此对于其远期疗效需要进一步随访观察。

针对髓内固定系统,Baumgaertner 等提出了尖顶距

(TAD)的概念,即在正、侧位 X 线片上,分别测量自股骨头顶点到拉力螺钉尖端之间的距离,矫正放大率后,两数值之和。TAD 值越高,拉力螺钉切出股骨头的危险性越大,一般以 25 mm 为界。

4. 人工假体置换术

人工假体置换术包括人工髋关节置换术和人工股骨头置换术。

由于骨质疏松及生物力学等原因,即使应用最新的髓外和髓内固定系统治疗股骨粗隆间骨折,仍然有较高的失败率。其中主要的内固定失败并发症有螺钉切割或穿出股骨头(2%~12%)、骨折不愈合及螺钉断裂(2%~5%)、内固定松动移位后骨折部位畸形愈合(5%~11%)等。

人工髋关节置换术作为内固定失败术后股骨粗隆间骨折的治疗补救措施逐步得到认可,有学者认为对于高龄、严重骨质疏松及不稳定性、陈旧性粗隆间骨折、骨折晚期出现骨不连或有严重骨质疏松的新鲜骨折的患者,应首选人工髋关节置换术。

有学者研究认为人工髋关节置换术与其他内固定相比,在术后并发症、生活质量、关节功能等方面并不存在显著差异,但患者可以明显缓解疼痛,可缩短疗程,早期扶双拐下地,也可早期完全负重。

人工髋关节置换术治疗股骨粗隆间骨折受限的原因可能在于股骨粗隆间骨折发生不愈合或股骨头坏死的概

率很低,同时人工髋关节置换术手术风险大,远期的并发症多,费用昂贵。因此,对应用人工髋关节置换术治疗股骨粗隆间骨折尚存争议,仍需进一步的研究(图 5 - 13)。

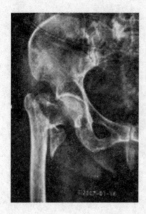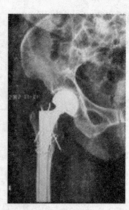

图 5 - 13 股骨粗隆间骨折人工关节置换

总之,股骨粗隆间骨折的治疗方法较多,各有优缺点,要根据骨折的具体分型,骨折的稳定性,患者骨质疏松程度及全身情况,进行综合分析,充分了解股骨粗隆间骨折不同的内固定形式、改进情况,充分认识每种内固定的特点及其适应证和并发症,合理选择内固定方式,进行个体化的术前计划,精细的术中操作,术后详尽地指导功能锻炼,可能才是最理想的治疗。

参 考 文 献

[1] Evans E M. The treatment of trochanteric fractures of the femur[J]. J Bone Joint Surg Br, 1949,31(2): 190 - 203.

［2］ Evans E M, Wales S S. Trochanteric fractures［J］. J Bone Joint Surg Br, 1951,33(2): 192 - 204.

［3］ Jensen J S, Michaelsen M. Trochanteric femoral fractures treated with McLaughlin osteosynthesis［J］. Acta Orthop Scand, 1975,46(5): 795 - 803.

［4］ Jensen J S, Tφndevold E, Mossing N. Unstable trochanteric fracturestreated with the sliding screw-plate system: a biomechanical study ofunstable trochanteric fractures Ⅲ ［J］. Acta Orthop Scand, 1978, 49 (4): 392 - 397.

［5］ Kyle R, Gustilo R, Premer R, Analysis of six hundred and twenty-two intertrochanteric hip fractures［J］. J Bone Joint Surg Br, 1979,61(2): 216 - 221.

［6］ Jensen J S. Classification of trochanteric fractures［J］. Acta Orthop Scand, 1980,51(5): 803 - 810.

［7］ Jensen J S, Tφndevold E, Sonne-Holm S. Stable trochanteric fractures. A comparative analysis of four methods of internal fixation ［J］. Acta Orthop Scand, 1980,51(5): 811 - 816.

［8］ Davis T R, Sher J, Horsman A, et al. Intertrochanteric femoral fractures. Mechanical failure after internal fixation［J］. J Bone Joint Surg Br, 1990,72(1): 26 - 31.

［9］ Bridle S H, Patel A, Bircher M, et al. Fixation of intertrochanteric fractures of the femur. A randomised prospective comparison of the gamma nail and the dynamic hip screw［J］. J Bone Joint Surg Br, 1991, 73(2): 330 - 334.

［10］ Radford P, Needoff M, Webb J. A prospective randomised comparison of the dynamic hip screw and the gamma locking nail［J］. J Bone Joint Surg Br, 1993,75(5): 789 - 793.

［11］ Aune A K, Ekeland A, Odegaard B, et al. Gamma nail vs compression screw for trochanteric femoral fractures: 15 reoperations in a prospective, randomized study of 378 patients[J]. Acta Orthopaedica, 1994,65(2): 127 - 130.

[12] Baumgaertner M R, Curtin S L, Lindskog D M, et al. The value of the tip-apex distance in predicting failure of fixation of peritrochanteric fractures of the hip[J]. J Bone Joint Surg Br, 1995,77(7): 1058 - 1064.

[13] O'Brien P, Meek R, Blachut P, et al. Fixation of intertrochanteric hip fractures: gamma nail versus dynamic hip screw. A randomized, prospective study[J]. Can J Surg, 1995,38(6): 516 - 520.

[14] Hoffman C, Lynskey T. Intertrochanteric fractures of the femur: a randomized prospective comparison of the gamma nail and the ambl hip screw[J]. Aust N Z J Surg, 1996,66(3): 151 - 155.

[15] Ukla C, Heinz T, Berger G, et al. Dynamic hip screw in 120 patients over 60 years a randomized trial[J]. Acta Chirurgica Austriaca, 1997, 29(5): 290 - 293.

[16] Baumgaertner M R, Curtin S L, Lindskog D M. Intramedullary versus extramedullary fixation for the treatment of intertrochanteric hip fractures[J]. Clin Orthop Relat Res, 1998,348: 87 - 94.

[17] Hoffmann R, Schmidmaier G, Schulz R, et al. Classic nail versus DHS. A prospective randomised study on operative fixation of trochanteric femur fractures[J]. Der Unfallchirurg, 1999,102(3): 182 - 190.

[18] Adams C I, Robinson C M, McQueen M M. Prospective randomized controlled trial of an intramedullary nail versus dynamic screw and plate for intertrochanteric fractures of the femur[J]. J Orthop Trauma, 2001,15(6): 394 - 400.

[19] Dujardin F, Benez C, Polle G, et al. Prospective randomized comparison between a dynamic hip screw and a mini-invasive static nail in

fractures of the trochanteric area: preliminary results[J]. J Orthop Trauma, 2001,15(6): 401 - 406.

[20] Kukla C, Heinz T, Gaebler C, et al. The standard Gamma nail: a critical analysis of 1 000 cases[J]. J Trauma, 2001,51(1): 77 - 83.

[21] Ahrengart L, Törnkvist H, Fornander P, et al. A randomized study of the compression hip screw and Gamma nail in 426 fractures[J]. Clin Orthop Relat Res, 2002,401: 209 - 222.

[22] Harrington P, Nihal A, Singhania A, et al. Intramedullary hip screw versus sliding hip screw for unstable intertrochanteric femoral fractures in the elderly[J]. Injury, 2002,33(1): 23 - 28.

[23] Sadowski C, Lübbeke A, Saudan M, et al. Treatment of Reverse Oblique and Transverse Intertrochanteric Fractures with Use of an Intramedullary Nail or a 95° Screw-Plate A Prospective, Randomized Study[J]. J Bone Joint Surg Br, 2002,84(3): 372 - 381.

[24] Saudan M, Lübbeke A, Sadowski C, et al. Pertrochanteric fractures: is there an advantage to an intramedullary nail: a randomized, prospective study of 206 patients comparing the dynamic hip screw and proximal femoral nail[J]. J Orthop Trauma, 2002,16(6): 386 - 393.

[25] Lorich D G, Geller D S, Nielson J H. Osteoporotic Pertrochanteric Hip FracturesManagement and Current Controversies[J]. J Bone Joint Surg Br, 2004,86(2): 398 - 410.

[26] Pervez H, Parker M J, Vowler S. Prediction of fixation failure after sliding hip screw fixation[J]. Injury, 2004,35(10): 994 - 998.

[27] Giraud B, Dehoux E, Jovenin N, et al. Pertrochanteric fractures: a randomized prospective study comparing dynamic screw plate and intramedullary fixation[J]. Rev Chir Orthop Reparatrice Appar Mot, 2005,91(8): 732 - 736.

[28] Miedel R, Ponzer S, Törnkvist H, et al. The standard Gamma nail or the Medoff sliding plate for unstable trochanteric and subtrochanteric fractures. A randomised, controlled trial[J]. J Bone Joint Surg Br, 2005,87(1): 68-75.

[29] Ovesen O, Andersen M, Poulsen T, et al. The trochanteric gamma nail versus the dynamic hip screw: a prospective randomised study. One-year follow-up of 146 intertrochanteric fractures[J]. Hip Int, 2005,16(4): 293-298.

[30] Pajarinen J, Lindahl J, Michelsson O, et al. Pertrochanteric femoral fractures treated with a dynamic hip screw or a proximal femoral nail a randomised study comparing post-operative rehabilitation[J]. J Bone Joint Surg Br, 2005,87(1): 76-81.

[31] Papasimos S, Koutsojannis C, Panagopoulos A, et al. A randomised comparison of AMBI, TGN and PFN for treatment of unstable trochanteric fractures[J]. Arch Orthop Trauma Surg, 2005,125(7): 462-468.

[32] Utrilla A L, Reig J S, Muñoz F M, et al. Trochanteric gamma nail and compression hip screw for trochanteric fractures: a randomized, prospective, comparative study in 210 elderly patients with a new design of the gamma nail[J]. J Orthop Trauma, 2005,19(4): 229-233.

[33] Efstathopoulos N E, Nikolaou V S, Lazarettos J T. Intramedullary fixation of intertrochanteric hip fractures: a comparison of two implant designs[J]. Acta Orthop Belg, 2007,31(1): 71-76.

[34] Ekström W, Karlsson-Thur C, Larsson S, et al. Functional outcome in treatment of unstable trochanteric and subtrochanteric fractures with the proximal femoral nail and the Medoff sliding plate[J]. J Orthop Trauma, 2007,21(1): 18-25.

［35］ Palm H, Jacobsen S, Sonne-Holm S, et al. Integrity of the lateral femoral wall in intertrochanteric hip fractures: an important predictor of a reoperation[J]. J Bone Joint Surg Am, 2007,89(3): 470 - 475.

［36］ Little N, Verma V, Fernando C, et al. A prospective trial comparing the Holland nail with the dynamic hip screw in the treatment of intertrochanteric fractures of the hip[J]. J Bone Joint Surg Br, 2008, 90(8): 1073 - 1078.

［37］ Simmermacher R, Ljungqvist J, Bail H, et al. The new proximal femoral nail antirotation (PFNA) in daily practice: Results of a multicentre clinical study[J]. Injury, 2008,39(8): 932 - 939.

［38］ Varela-Egocheaga J R, Iglesias-Colao R, Suárez-Suárez M, et al. Minimally invasive osteosynthesis in stable trochanteric fractures: a comparative study between Gotfried percutaneous compression plate and Gamma 3 intramedullary nail[J]. Arch Orthop Trauma Surg, 2009,129(10): 1401 - 1407.

［39］ Barton T M, Gleeson R, Topliss C, et al. A comparison of the long gamma nail with the sliding hip screw for the treatment of AO/OTA 31-A2 fractures of the proximal part of the femur a prospective randomized trial [J]. J Bone Joint Surg Br, 2010,92(4): 792 - 798.

［40］ Garg B, Marimuthu K, Kumar V, et al. Outcome of short proximal femoral nail antirotation and dynamic hip screw for fixation of unstable trochanteric fractures. A randomised prospective comparative trial[J]. Hip Int, 2011,21(5): 754 - 758.

［41］ Parker M, Bowers T, Pryor G. Sliding hip screw versus the Targon PF nail in the treatment of trochanteric fractures of the hip a randomised trial of 600 fractures[J]. J Bone Joint Surg Br, 2012,94(3): 391 - 397.

第 **6** 章

股骨粗隆下骨折

一、概述

股骨粗隆下骨折,大多数学者将这一骨折定义为发生在小粗隆上缘至股骨峡部之间的骨折。骨折线有时近端延续至大粗隆,远端延伸至股骨上 1/3 的峡部以下,通常指小粗隆下 5 cm 范围内的骨折,或者从小粗隆到股骨近、中 1/3 交界部骨折;此区域为张应力与压应力集中的部位,外侧皮质承受张应力、内侧皮质承受压应力,文献报道,发生率为髋部骨折的 10%～30%。非手术治疗的并发症较高,多推荐手术治疗。

股骨粗隆下是内侧骨皮质为高压,外侧皮质张力大,是一个高机械应力集中的区域,此区域由皮质骨组成,加以骨折时大多属于粉碎性骨折,所以骨折愈合慢,易造成骨折不愈合。

股骨粗隆下周围肌肉止点较多,外展肌(臀肌)和屈髋肌(髂腰肌)和外旋肌附着在大、小粗隆,骨折后,骨折近端产生典型外展、屈曲及外旋畸形,而股骨内侧由于有内收肌附着,远端被强大内收肌牵拉向内侧移位。内固定所受应力集中,易发生内固定失败。

二、病因与发病机制

老年人多为典型低能量损伤,仅占骨折的 25%,而年轻人常因高能量损伤所致如车祸、坠落、摔伤,易合并股骨颈及同肢体骨折,且易漏诊。

三、骨折分型

(一)Seinsheimer 分型

Seinsheimer 根据骨折块的数量,位置及骨折线的形状提出分为 5 型(图 6-1)。

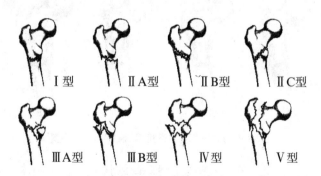

I 型　　　　ⅡA型　　　ⅡB型　　　ⅡC型

ⅢA型　　　ⅢB型　　　Ⅳ型　　　　V 型

图 6-1　股骨粗隆下骨折 Seinsheimer 分型

(1)Ⅰ型　骨折无移位或移位<2 mm。

(2)Ⅱ型　骨折移位,有两个骨折块。又分为 3 个亚型,ⅡA 型小粗隆下横行骨折;ⅡB 型螺旋形骨折,小粗隆在近侧骨折块。ⅡC型螺旋形骨折,小粗隆在远侧骨折块。

(3)Ⅲ型　有3个骨折块,即除粗隆下骨折外,ⅢA型,尚有小粗隆骨折,ⅢB型在粗隆下骨折中间有一蝶形骨折块。

(4)Ⅳ型　粉碎性骨折,有4个骨折块或更多。

(5)Ⅴ型　粗隆下骨折伴有粗隆间骨折。

(二) Russell 和 Taylor 分型

Russell 和 Taylor 根据小粗隆的连续性和骨折线向后延伸至大粗隆累及梨状窝,这两个影响治疗因素,提出一种分型(图6-2)。

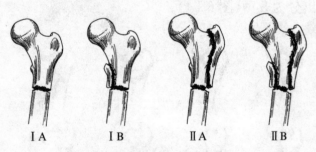

ⅠA　　　　ⅠB　　　　ⅡA　　　　ⅡB

图6-2　股骨粗隆下骨折 Russell-Taylor 分型

(1)Ⅰ型　骨折线未后延至梨状窝,ⅠA型骨折中,骨折线自小粗隆下延至股骨峡部区域,这一区域可有各种程度的粉碎骨块,包括双侧皮质骨碎块;ⅠB型骨折的多骨折线和碎块包括在小粗隆至狭部区域。

(2)Ⅱ型　骨折线向近端延伸至大粗隆及梨状窝,

ⅡA型骨折,自小粗隆经股骨峡部延伸至梨状窝,但小粗隆无严重的粉碎或较大的骨折块;ⅡB型骨折,骨折线延伸至梨状窝,同时股骨内侧皮质有明显粉碎,小粗隆的连续性丧失。

四、临床表现及诊断

1. 临床表现

局部肿胀、瘀斑、畸形,疼痛、触痛及活动疼,反常活动;近骨折端通常在髂腰肌、外旋短肌、外展肌的作用下处于屈曲、外旋、外展位。

2. 影像学检查

X线片发现骨折形态改变,必要时CT平扫及三维重建了解骨折情况。

3. 诊断

根据病史、临床表现和影像学检查多能作出明确诊断。

五、治疗

1. 治疗原则

股骨粗隆下骨折的治疗选择取决于很多因素,目前大多数学者建议情况许可下进行手术治疗,保守治疗应尽量减少长期卧床并发症。

2. 非手术骨牵引方法

股骨粗隆下骨折采用牵引方法的治疗,治疗结果报道

不一致,Waddell 使用非手术治疗,取得满意结果仅为
36%～50%。仅用于无法手术治疗或开放骨折,牵引治疗
方法及注意事项同粗隆间骨折,但愈合时间比粗隆间骨
折长。

　　3. 手术治疗

　　对于完全性粗隆下骨折患者,只要条件允许,均主张
手术内固定治疗。手术内固定现包括两大类:钢板系统
和髓内钉系统。目前,多推荐间接复位,髓内固定的方法,
而不是以前所采用的解剖复位和重建内侧支撑的方法,后
者角状钢板或 DHS 固定内侧结构粉碎的粗隆下骨折,需
切开复位,植骨重建内侧结构,损伤大,出血多,有一定感
染及不愈合率,延迟愈合和不愈合会导致内固定失效,相
反闭合复位带锁髓内钉固定可以避免以前切开复位重建
内侧结构,手术出血少,创伤小,不用植骨,骨折愈合快,骨
痂质量好,带锁髓内钉同 DHS 相比内固定力臂减小,减少
对内固定应力,闭合复位不干扰骨端血运保证骨折正常愈
合,从而使内固定失效率降低,同时由于髓内钉的弹性固
定形成骨痂质好可以预防外侧钢板固定后的并发症。但
对于一些合并有梨状窝严重粉碎骨折患者,髓内钉固定失
败率也不低。

　　钢板系统包括:动力髋螺钉,解剖钢板,角钢板等。
动力髋螺钉适于治疗股骨内侧皮质稳定的粗隆下骨折,但
骨折线向远端不能延伸过长。这样,动力髋螺钉系统可以

提供坚强内固定。若动力髋螺钉用于合并有内侧不稳及逆粗隆骨折的粗隆下骨折,会出现髋内翻畸形,进而导致内固定失败。解剖钢板和角钢板都属于侧方固定,对于不合并转子间骨折患者都可以提供坚强固定,具有操作简便的优点,对骨折块可以加压,但不适宜用于合并有严重转子间骨折的患者(图 6-3)。

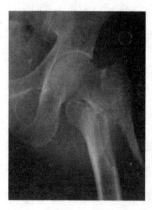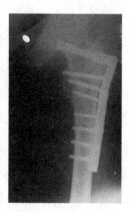

图 6-3　股骨粗隆下骨折 DCS 内固定

　　总之,股骨粗隆下骨折治疗方案的选择是基于梨状窝是否受累。当大、小粗隆均完整时,可选用常规的交锁髓内钉。当骨折累及小粗隆时,可以使用闭合穿钉、Gamma钉和(或)PFN、PFNA(一些老年骨质疏松的患者选用PFNA)固定。从股骨远端 1/5 至小粗隆稍远处的大多数股骨骨折可用常规交锁髓内钉固定,骨折延伸至小粗隆时,可选用 Gamma 钉或 PFN、PFNA 的加长型。在伴有大粗隆粉碎的粗隆下骨折中,带锁定套筒的加压髋螺钉可有效地控制股骨头旋转,但不应通过钢板再拧入螺钉固定近端骨折块,否则顶端的螺钉仅起中立位钢板的作用。钢板螺丝钉内固定可能最适用于股骨近端存在畸形、有内固定(如髋关节融合或髋关节置换术后的患者)骨折的患者。对于一些内固定术后感染的,或有严重污染的开放性骨折可选择外固定支架固定。

动力髋螺钉固定系统治疗股骨粗隆下骨折时,当植入物放置的位置不当时可导致固定失败并发生髋内翻。若患者过早的负重活动,可由于粗隆下的应力高度集中而导致内固定的断裂。与技术有关的最常见并发症是骨折内翻对线不良,股骨颈穿透以及肢体外旋和短缩畸形,而采用髓内钉固定的并发症主要有骨折复位不良,近端交锁螺丝钉放置错误,内固定物断裂,以及髓内钉远端骨折可能,骨不连和感染发生率都较钢板固定发生率低。粗隆下骨折伴发的髌骨和膝关节旁骨折,以及软组织损伤可以导致膝关节功能丧失,而髋关节周围的异位骨化则会导致髋关节活动功能的丢失(图6-4)。

股骨近端带锁髓内钉(proximal femoral nail,PFN)PFN 和 PFNA 由 AO/ASIF 在 Gamma 钉基础上设计而成。PFN 由一枚主钉、一枚自攻股骨颈螺钉、两枚自攻髋螺钉(防旋螺钉)以及两枚锁钉组成;PFNA 则在 PFN 的基础上,把 PFN 的自攻髋螺钉改为螺旋刀片,加强了防旋及防退的功能。根据股骨形状设计成6°成角。近端

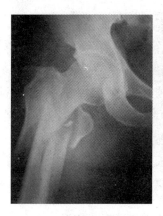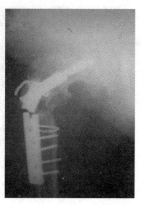

图 6-4　股骨粗隆下骨折 DHS 内固定术后钢板断层裂

两枚螺钉直径不同,拉力螺钉直径为 10 mm,防旋螺钉直径为 6.5 mm。国产 PFN 钉近端两枚螺钉直径均为 6.5 mm。该系统较 Gamma 钉多一枚自攻髓螺钉,具有较好的抗旋转、稳定功能。PFN 的钉体较 Gamma 钉细长,近端两枚螺钉较细,从而减少了对股骨头的切出力和主钉远端的应力集中,增加了骨折断端的压应力,故有效地减少了骨折端的骨吸收,有利于骨折愈合。该钉主要适用于梨状窝处无骨折以及粗隆下斜行骨折线不超过 8 cm 的骨折。由于 PFN 的远段髓内钉直径较小,从而在钉的尖端减少了应力集中,避免了股骨干骨折的并发症发生。生物力学试验证实 PFN 的抗压缩和抗扭转性能均强于 DHS,而且随着骨折稳定性的下降,PFN 较 DHS 能承担大部分股骨近端尤其是经股骨距的载荷,有利于骨折早期愈合(图 6-5)。

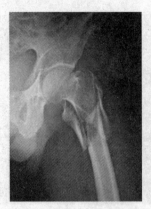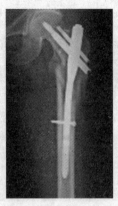

图 6-5　股骨粗隆下骨折 PFN 内固定

　　γ钉近年来也作为一种新的替代技术治疗股骨近端骨折,γ钉是由滑动髋螺钉结合髓内钉技术研制而成,属于强硬的髓内钉,由于γ钉较标准的滑移加压髋螺钉钢板更靠近内侧,因此患者体重的传导比滑动加压髋螺钉更靠近股骨距,这就增强了植入物力学强度。另外从力学上,对于涉及内侧皮质粉碎的股骨粗隆下骨折,γ钉避免了骨折解剖重建的需要,因此有益于逆行粗隆间骨折或股骨粗隆下骨折的治疗。采用γ钉内固定也存在以下并发症:①在插入γ髓内钉时发生纵行骨折,这种医源性的骨折是术中主要并发症,在设计上,γ钉近端10°的外翻弯曲,虽然避开了梨状窝,可以从其外侧进入,但是这种非解剖形状的髓内针进入股骨髓腔可以增加股骨干髓腔内的应力,并导致三点负载,从而有潜在的骨折风险,为了防止医源性的骨折,股骨近端髓腔应比所选用的髓内钉至少扩大

2 mm,此外应绝对禁止暴力锤击打入,必须用手将髓内钉插入;②拉力螺钉在股骨头、颈内脱出,这是由于拉力螺钉偏向外或前、后引起;③髓内钉远端交锁螺钉部位及针尾部位的骨折。力学负荷沿着γ钉向下传递,集中在位于股骨干钉尾处,由于应力集中,可以导致在髓内钉远端发生股骨干骨折。为预防髓内钉远端骨折,Staper 建议使用定制加长γ钉治疗股骨粗隆下骨折,长γ钉的长度为 300～360 mm,由于γ钉的力学优势,它已成为治疗股骨近端复杂骨折的重要固定方法(图 6-6)。

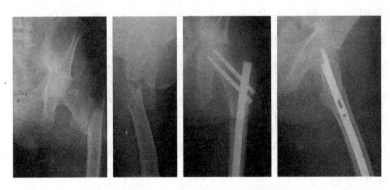

图 6-6 股骨粗隆下骨折γ钉内固定

内固定选择:依据骨折部位,内侧结构粉碎程度,各种内固定材料生物力学特点及手术损伤、出血情况决定使用何种内固定方式。不过大多数学者建议,优先使用髓内固定,慎重使用钉-板系统。髓内固定系统以间接复位,在低位股骨粗隆下骨折考虑使用中央髓内钉,高位股骨粗隆下骨折首选 PFNA 或加长γ钉。第 1 代带锁髓内针,适应于小粗隆下 2 cm 的低位粗隆下骨折,重建髓内钉适应于小粗隆平面甚至波及粗隆间的高位粗隆下骨折。股骨重建髓内针同普通带锁髓针比较,因为近端壁加厚它有更强的抗弯曲和抗剪力能力,近端锁定在股骨颈 2 枚 6.4 mm 的螺丝钉,能固定涉及小粗隆甚至粗隆间的粗隆下骨折,避免近端锁钉断裂,从理论上讲为"理想内固定",它可以恢复正常股骨颈 70% 折弯强度和 30% 扭转强度,轴向负荷可达重 4~5 倍。

髓内固定是治疗股骨粗隆下复杂性骨折骨不连的较理想方法,如再用 Richard's 髋部加压钢板螺钉系统或角度钢板内固定,很难获得稳定性。髓内钉系统避免钢板内固定时广泛的软组织剥离,提供较均匀的弹性应力分布,抗旋转作用强,对断端稳定性较好,能获得良好早期的稳定性,为骨愈合创造条件,能较好的解决骨质疏松、骨干变细和骨缺损等情况下的固定问题,不需外固定,可早期功能锻炼。

手术技术:①充分松解髋关节周围粘连挛缩:股骨粗隆下前骨不连多有近断端屈曲外展畸形,髋关节囊的粘连挛缩。②以大粗隆为中心髋外侧纵切口,可松解挛缩的阔筋膜、臀中肌、股外侧肌,以及关节周围的粘连,有利于纠正髋屈曲、外展畸形,并便于髓内钉的插入。③断端硬化骨的去除与植骨:去除断端硬化骨每侧不超过 0.5 cm。④采用尽可能大直径的髓内钉,有利于获得最大的强度。

断端具备了稳定性和足够的成骨基质后,具有良好活力的成骨前质细胞的存在就成了提高骨不连治愈率的重要条件。⑤髓内钉固定后保证早期稳定性,植骨补充成骨所需基质,骨髓细胞可分化成为骨痂组织,促进了骨不连的愈合。

六、并发症

(一) 髋内翻

髋内翻是粗隆下骨折最常见并发症。根本原因一是外展肌对骨折的牵拉和插入髓针的进针点不正确造成。预防关键在于准确插入髓针进针点,由于骨折近端屈曲、外展、外旋,很难准确选择梨状窝入点,股骨解剖轴上开髓,必须在 C 型臂观察正侧位两个平面证实。有两种方法可以减少这种困难,一是内收躯干,二是在股骨颈内插入斯氏针内收骨折近端。第 2 个原因是股骨内侧皮质结构不完整。如果是切开复位者,一定要植骨重建股骨内侧完整,间接复位者,术中注意测量髂前上棘至第 1、2 足趾间通过髌骨中点的力线,一般认为<10°的髋内翻是可以接受的,如果髋内翻角度大,可以行粗隆下截骨术。

(二) 骨折不愈合

股骨粗隆下部位的特点是负重,两端为大关节,附着肌肉力量特别强大,应力集中,容易发生粉碎性骨折,骨折内固定的失败率常超过 20%,易出现髋内翻畸形及骨不连。

1. 股骨近端骨折骨不连原因

1) 内固定物选择错误。股骨粗隆下骨折错误地选用钢板固定,而且首次钢板固定失败即换长钢板、加压钢板。

2) 普通髓内钉固定后断端不稳定,抗旋转性不足,钉移位退出失去固定作用。

3) 感染。

4) 初次手术后 X 线片显示存在明显骨缺损而未植骨。

5) 其他因素方面可能与骨折区软组织严重创伤、感染、缺血,成骨细胞成骨能力低下,骨生长因子缺乏等因素有关。

2. 骨折不愈合的原因

骨折不愈合的原因是内固定失效或断裂,发生内固定断裂及失效有以下 3 种情况。

(1) 近端锁钉误锁　特别在股骨后外侧骨折,骨折近端向前移位,近端锁钉就会从股骨颈后侧折线间进入股骨头内,应当避免这种锁定。近端锁钉的正确安置需要在透视观察下锁钉在股骨头的位置,正位近端锁钉应位于股骨头中下 1/3,侧位位于中心。

(2) 髓内钉动力化过早　静止锁定,可以防止肢体旋转和短缩,骨折未愈合就去除远端锁钉,尤其在骨质疏松者,必然增加近端锁钉应力,结果导致近端锁钉断裂,骨折不愈合。因此,在骨折未愈合前不主张动力化,可以在骨折愈合后取髓内针前,取出远端锁钉,以改善骨痂质量。

（3）髓内钉断裂 多发生在近端锁孔处。原因是骨折未愈合前，没有定期复查，患者早期完全负重引起骨术。

（三）其他并发症

股骨粗隆下骨折患者多为 60 岁以上的老年人，患者因机体免疫力下降以及需长期卧床等原因，易出现压疮、患肢肿胀、疼痛、肺部感染和尿路感染等并发症，应采取相关措施预防。

参 考 文 献

[1] S. Terry Canale，Tames H，Beaty，et al. 坎贝尔骨科手术学[M]∥王岩，周勇刚，毕文志，等译. 11 版. 北京：人民军医出版社，2009.

[2] Richard E Buckley，Christopher G Moran. 骨折治疗的 AO 原则[M]∥王满宜，杨庆铭，曾炳芳，等译. 北京：华夏出版社，2003.

[3] 朱玮，窦帮，秦涛，等. LISS 钢板倒置微创治疗股骨粗隆下粉碎性骨折[J]. 中国骨与关节损伤杂志，2011，26(8)：736 - 737.

[4] Miedel R，Ponzer S，Trnkvist H，et al. The standard gammanail or the medoff sliding plate for unstable trochantericand subtrochanteric fractures：a randomised，controlled trial[J]. J Bone Joint Surg(Br)，2005，87(1)：68 - 75.

[5] Edwards S A，Pandit H G，Clarke H J. The long gamma nail：a DGH experience[J]. Injury，2000，31(9)：701 - 709.

[6] Fielding J W，Cochran G V，Zickel R E. Biomechanical characteristics and surgicalmanagement of subtrochanteric fractures[J]. Orthop Clin North Am，1974，5：629 - 650.

[7] Curtism J, Jinnah R H, Wilson V, et al. Proximal femoral fractures: a biomechanical study to compare intramedullary and extramedullary fixation[J]. Injury, 1994,25(2): 99 - 104.

[8] Kuzyk P R, Bhandan M, Mckee M D, et al. IntrameduUary versus extramedullary fixation for subtrochanteric femur fractures[J]. J OrthopTrau-ma, 2009,23(6): 465 - 470.

[9] Sehat K, Baker R P, Pattison G, et al. The use of the long gamma nail in proximal femoral fractures[J]. Injury, 2005,36(11): 1350 - 1354.

[10] Saarenpaa I, Heikkinen T, Jalovaara p. Treatment of subtrochanteric fractures. A comparison of the Gamma nail and the dynamic hip screw: short-term outcome in 58 patients[J]. Int Orthop, 2007,31: 65 - 70.

[11] Muiris T, Kennedy, Animddha Mitra, et al. Subtrochanteric hip fractures treated with cerclage cables and long cephalomeduUary nails: A review of 17 consecutive cases over 2 years[J]. Injury, 2011, 42 (11): 1317 - 1321.

[12] Utrilla A L, Reig J S, Mufloz F M, et al. Trochanteric gamma nail and compression hip screw for trochanteric ffactures: a randomized, prospective, comparative study in 210 elderly patients with a new design of the ganuna nail[J]. J Orthop Trauma, 2005,19(4): 229 - 233.

[13] Seinsheimer F. Subtrochanteric fractures of the femur[J]. J Bone Joint Surg(Am), 1978,60(3): 300 - 306.

[14] Lin P C, Chang S Y. Functional recovery among elderly people one year after hi fracture surgery[J]. J Nuts Res, 2004,12(1): 72 - 82.

[15] Pioli G, Barone A, Giusti A, et al. Predictors of mortality after hip fracture: results from 1-year follow-up[J]. Aging Clin Exp Rcs, 2006,18(5): 381 - 387.

[16] Wong T C, Chiu Y, Tsang W L, et al. A double-blind, prospective, randomised, controlled clinical trial of minimally invasive dynamic hip screw fixation of iutertrochanteric fractures[J]. Injury, 2009,40(4): 422 - 427.

[17] Adams C I, Robinson C M, Court-Brown C M, et al. Prospective randomized controlled trial of an intramedullary nail versus dynamic screw and plate for intertrochanteric fractures of the femur[J]. J Orthop Trauma, 2001,15(6): 394 - 400.

[18] Audigs L, Hanson B, Swiontkowski MF. Implant-related complications in the treatment of unstable intertroclanteric fractures: meta-analysis of dynamic screw-plate versus dynamic screw- intramedullary nail devices [J]. Int Orthop, 2003,27(4): 197 - 203.

[19] Haidukewych G J, Israel T A, Berry D J. Reverse obliquity fractures of the intertrochanteric region of the femur[J]. J Bone Joint Surg Am, 2001,83(5): 643 - 650.

[20] Strauss E, Frank J, Lee J, et al. Helieal blade versus sliding hip screw for treatment of unstable intertrochanteric hip fractures: a biomechanical evaluation[J]. Injury, 2006,37(10): 984 - 989.

[21] Mereddy P, Kamath S, Ramakrishnan M, et al. The AO/ASIF proximal femoral nail antirotation (PFNA): a new design for the treatment of unstable proximal femoral fractures[J]. Injury, 2009,40 (4): 428 - 432.

第 **7** 章

假体周围骨折

一、概述

作为一项较为成熟的手术,全髋关节置换术(total hip arthroplasty, THA)在治疗各种终末期髋关节疾病中的疗效获得了广泛的认同。随着手术技术的普及、手术指征的扩大、患者老龄化的加剧以及高龄患者生存期延长和活动量增加等原因,THA 术中、术后假体周围骨折(periprosthetic fractures, PF)的发生率正在呈上升趋势。THA 术中假体周围骨折可能直接导致手术的失败,而 THA 术后假体周围骨折已成为继假体松动和复发性脱位之后,导致髋关节翻修的第三大常见原因。

根据骨折时间的不同,可以将假体周围骨折分为术中骨折和术后骨折。根据骨折部位的不同,可以将其简单地分为髋臼假体周围骨折和股骨假体周围骨折,其中以术后股骨假体周围骨折最为常见,而术后髋臼假体周围骨折则极其罕见。假体周围骨折依据损伤程度的不同,轻微者可能不需要额外的外科干预,严重者则可能需要依据具体的情况行多种内固定技术的联合固定或关节翻修术。

二、全髋置换术中髋臼假体周围骨折

(一) 病因及发病机制

人工全髋关节置换术中髋臼假体周围骨折是一种少见的并发症,几乎全都发生于非骨水泥型髋臼假体的病例。Haidukewych 等回顾了一组初次全髋关节置换病例,发现在使用非骨水泥髋臼假体的病例中,术中髋臼骨折发生率为 0.4%,而使用骨水泥髋臼假体的病例未出现髋臼骨折;在发生髋臼骨折的 21 例中,17 例是稳定型骨折,采用保守治疗后获得了满意的疗效,其余 4 例则接受了内固定治疗。

术中髋臼骨折的病例多发生在髋臼假体植入的过程中,术中髋臼骨折的可能原因:①髋臼假体直径与髋臼骨床直径相差过大:在非骨水泥型髋臼假体置换术中,常规选用比髋臼骨床终末直径大 2 mm 的髋臼假体以期达到满意的初始稳定,但如超过 2 mm 则可能带来术中髋臼骨折的风险。Callaghan 等在一项体外实验中发现髋臼假体直径超过髋臼锉 4 mm 时,骨折概率>50%,超过 2 mm 以内时,骨折概率为 12%。②骨质疏松:很多人认为髋臼骨质硬化、象牙化在暴力作用下容易发生骨折,但实际情况是骨质疏松才是危险因素。Patil 等认为骨质疏松、骨溶解造成的髋臼非常薄弱,过度磨锉髋臼、打压,以及使用直径过大的髋臼假体是术中髋臼骨折的原因。对于骨质疏松明显的患者,最好选用与髋臼锉相同直径的髋臼假体并使用螺钉固定,或选用骨水泥型假体;③手术操作不当:暴露髋臼使用 Hoffman 拉钩时,用力不当可造成髋臼前后壁骨折,影响髋臼假体的压配固定;④髋臼底部骨折:髋臼发育不良且髋臼底较薄的患者,或翻修手术中较大的包含皮骨缺损患者,在髋臼磨挫时均容易出现髋臼底部穿通;⑤翻修术中取出髋臼假体或骨水泥时不适当的撬拨也容易造成髋臼周缘的骨折。

(二) 骨折分型

Della Valle 等对髋臼假体周围骨折进行了分类,在其分类中包含了术中和术后两种情况。Ⅰ型骨折发生于髋臼假体植入时,可以细分为 A 型(未移位、植入物稳定)、B型(骨折移位)、C 型(术后发现的骨折),然而,在术中对 A型和 B 型进行细分是相当困难的。Ⅱ型骨折发生于翻修术中取出假体的时候,细分为 A 型(髋臼骨量丢失<50%)和 B 型(髋臼骨量丢失>50%)。

由于 Della Valle 分类系统较为麻烦,因而在临床中更常用的是 Vancouver 分型系统,其具体分型如下。

(1) Ⅰ型　一种没有危害到植入物稳定性的未移位骨折。

(2) Ⅱ型　一种未移位的骨折,但它有可能危害到功能重建的稳定性,比如髋臼的横行骨折(骨盆环不连续或者分离），或者一种分离前柱和后柱的斜型骨折。

（3）Ⅲ型 移位的骨折。如果有确定的移位，固定上去的髋臼臼杯必须取下。

（三）诊断

手术时应对术中髋臼骨折保持高度的警惕性，因为这种骨折比较难以识别。当怀疑有髋臼骨折时，需要对损伤的部位采取全面的临床和影像学评估，其中包括对骨盆和髋臼的压力试验来确定内固定物的稳定性，可能需要取出臼杯全面检查髋臼。

（四）治疗

髋臼假体周围骨折的治疗目标是最大可能地恢复髋关节的稳定性和功能。治疗原则包括恢复骨折的稳定性、预防骨折的扩大、维持植入物的序列和稳定性。Della Valle 等提供了关于治疗术中髋臼骨折的建议。根据这些建议，当一个患者的骨折没有移位，并且骨折和假体均稳定时，可以保留假体，必要的时候需要使用螺钉内固定来加强稳定性。假如髋臼明显不稳定而且有骨缺失，需要考虑使用大号髋臼翻修杯。对于不稳定型骨折，需要取出原假体，在臼底垫大量自体松质骨（部分取自股骨头、股骨近端髓腔以及髋臼磨锉下的软骨下骨）后，将自体股骨头修成浅碟形作为大块骨植入臼底，再选大号非骨水泥型髋臼假体置入，并以多枚螺钉固定（避免进入骨折线），增加初始稳定性。也有学者认为对于不稳定型骨折除了使用螺钉增强固定外,还应当使用骨盆重建钢板固定骨折。骨盆稳定后,髋臼可以使用常规的技术来重建。对于一些骨盆分离的患者来说,后柱内固定可能并不够坚强,可以使用重建加强臼杯和异体骨移植进行重建。Springer 等报道了 7 例骨盆分离采用后柱内固定治疗髋臼横形骨折的病例,术后出现了延迟愈合。他们认为其延迟愈合的原因与术后活动及患者薄弱的骨量有关。这类骨折的出现和它们随着时间而移位说明那种桥接上唇和下唇的有一个大容量供骨长入的臼杯可能不适合那些严重骨缺损的病例。因为这个原因,骨盆环不连续的病例不能仅仅使用半球形的臼杯,而必须使用髋臼加强杯来获得稳定性。这种加强杯可以用骨水泥固定于聚乙烯臼杯外。这种技术被称为臼杯-加强杯重建技术。

三、全髋置换术中股骨假体周围骨折

(一) 病因及发病机制

术中股骨假体周围骨折在文献中比术中髋臼骨折受到更多关注,其原因可能是在手术的时候识别髋臼骨折存在困难。一项研究显示初次全髋关节置换术中股骨假体周围骨折的发生率是 1%,而髋关节翻修术中股骨骨折的发生率 7.8%。在该项研究中,初次全髋关节置换术中使用骨水泥固定型股骨假体骨折的发生率是 0.3%,使用非骨水泥假体骨折的发生率是 5.4%。而在髋关节翻修术中,骨水泥假体翻修的骨折率是3%,非骨水泥假体翻修骨折率是20.9%。

术中股骨假体周围骨折的风险比髋臼假体周围骨折的大。使用非骨水泥型人工关节要求假体与股骨有良好的压配以达到初始稳定,势必使股骨受到更大的压力而加大骨折风险。在使用长翻修柄时,股骨弯曲的部分与假体柄弯曲的部分可能产生不匹配,进一步增加了术中股骨骨折的风险。其他一些在髋关节翻修术中运用的技术,尤其是一种嵌入式骨移植术,可能增加骨折的风险。嵌入式的骨移植术导致的术中股骨骨折的发生率为4%~32%。Farfalli等报道了一组在进行髋关节翻修术使用嵌入式骨移植出现骨折的患者,59例中有58%是直接的较大程度的骨折,42%是皮质出现裂缝。部分(44%)骨折出现在去除骨水泥的时候,12%的骨折出现在异体骨嵌入的时候,剩余的44%是在术后不久被明确诊断。Asayama等研究了髋关节置换的微创技术,他报告髋关节置换术中采用小切口入路比标准切口入路更可能产生术中假体周围骨折。Moroni等通过3 566例髋关节置换患者调查了术中出现假体周围股骨骨折的风险,发现重要的风险因素包括:患者性别是女性、高龄、使用非骨水泥固定型的假体柄、髋部感染曾经行过清创术、髋关节翻修术。关节翻修术中发生股骨骨折是由多种因素造成的,其中包括骨质减少、骨质溶解、应力遮挡带来的骨质缺损以及手术造成的髓腔压力。使用大直径的股骨假体柄、股骨皮质厚度与股骨髓腔直径的比例过低已经成为术中假体周围股骨骨折最高风险性的两个因素。

(二) 骨折分型

不管是术中的股骨假体周围骨折还是术后的股骨假体周围骨折都要按照损伤的部位和程度来分类。术中骨折最为常用的分型方法为 Vancouver 分型法，该分型考虑了骨折的位置、周围骨干的质量、假体及骨折的稳定性。具体分型方法如下：术中骨折部位在转子区为 A 型；股骨假体柄周围或假体柄尖部为 B 型；距假体柄尖端远端则是 C 型。每种分型按假体和骨折的稳定性再进一步细分为 1 型(只有皮质裂孔)，2 型(有较长骨折线，但骨折无移位)，3 型(有移位、不稳定的骨折)。

(三) 诊断

术中在插入假体柄的过程中，尤其是插入一个非骨水泥假体的过程中感到阻力的一个突然改变就要高度怀疑股骨骨折，必须用术中摄片来排除，因为如果没有移位，骨折在直观下可能被忽视，所以我们应该强调临床评估结合术中影像学检查来发现所有可能的骨折。关闭切口前，一定要保证植入物的稳定性。

(四) 治疗

治疗原则包括确保全髋关节置换术假体及骨折的稳定性、避免骨折扩大、维护假体各个部分的位置和序列。

以 Vancouver 分型法为例,A1 型骨折是稳定的,可以仅用自体松质骨植骨填充骨缺损部位,移植物常从髂骨获得。在假体柄插入之前可以使用钢丝环扎来治疗 A2 型骨折,预防骨折扩大。假如应用一种非骨水泥型广泛多孔表面的假体柄,只要骨折线远端没有扩大,这种骨折可以不治疗。A3 型骨折的治疗可以采用多孔涂层或者远端为锥形的带有凹槽的假体柄。股骨大转子移位骨折可以采用钢丝、钢缆或者大转子稳定钢板来固定大转子使骨折复位并稳定。

B1 型骨折常出现在髋关节翻修手术去除髓腔骨水泥的时候,治疗上选用假体的长度至少要超过骨折端两倍于股骨直径的距离以减少应力集中。同种异体皮质骨板移植可以用来增强固定。B2 型骨折常发生于置入髓钻或者假体柄时。这些损伤在术中常被忽视,往往要在术后的影像学检查中才能发现。假如在术中就能诊断该种骨折,只要内固定物是稳定的,可以运用钢丝环扎术来治疗。假体柄同样要越过这些损伤处至少 2 倍于股骨直径的距离。假如骨的质量比较差或者假体柄不能越过骨折,可以应用同种异体皮质骨板移植来解决这种问题。B3 型骨折常发生于髋关节脱位、骨水泥去除或假体柄插入时。治疗时可以使用一种长柄假体越过骨折部位两倍于股骨直径的距离并且在必要的时候使用同种异体皮质骨板移植。

C1 型骨折常发生于骨水泥去除或者扩髓时,治疗可以采用松质骨粒移植或同种异体皮质骨移植物嵌入骨折部位。C2 型骨折的治疗包括钢丝环扎和同种异体皮质骨板增强。C3 型骨折则可以采用切开复位内固定来治疗。

Meek 等研究并报道了一组髋关节翻修术中股骨假体周围骨折的患者,在 211 例患者中,30％经历了术中假体周围骨折,余 147 例未骨折;所有骨折患者使用了一种全多孔涂层的非骨水泥假体柄,它有着良好的髓腔匹配。骨折按照 Vancouver 分型,最多的类型是 B2 型(39 例,61％),其次是 B1 型患者(11 例,17％);多种治疗模式运用于这组患者,最常用的治疗方法是使用钢丝环扎内固定(25 例,39％),其次是同种异体皮质骨板的移植(18 例,28％)。经过术后 2 年随访,没有发现在功能上有区别;34 例患者 2 年后经影像学评估恢复良好,97％显示假体柄有骨长入,3％显示有坚固的纤维连接。在稳定性骨折的发生率方面,没有发现使用弯曲的还是直的假体柄有显著差别,同时也发现使用 25 cm 和使用 20.3 cm 的假体柄也没有显著差别。但是,25 cm 的假体柄在不稳定性骨折的治疗上被更广泛的使用。比较不同内固定强度的生物力学研究也已经在进行,Schmotzer 等研究了几种不同的内固定物,报告钢缆的强度高于钢丝环扎,动力钢板优于 Ogden 钢板,在治疗不稳定骨折上,使用一个加长的非骨水泥假体柄必须使用同种异体皮质骨来增强。另一个生物力学研究显示使用双钢板(一块置于前方,一块置于侧方)比使用单独的侧方钢板联合钢丝环扎能提供更好的稳定性,但该学者也承认使用双钢板策略会带来额外的软组织剥离的缺点。

Wilson 等报道对于一个稳定性的股骨假体周围股骨骨折来说,完美的内固定物是使用一块侧方钢板,然后在前方使用同种异体骨板移植加强。大部分研究都提到了同种异体骨的应用。同种异体皮质骨板是一种生物型钢板,它可以促进骨折愈合,增加骨干质量。经过仔细准备和挑选,适用于任何股骨形状,因为它与股骨具有相同的弹性,较其他坚强内固定的应力遮挡小。与其他固定方法合用,在近端股骨结构性植骨时起重要的连接作用。但是其来源受限,价格较贵,并存在感染传染性疾病的风险。另外放置同种异体移植物时需要额外剥离软组织。异体皮质骨板的大小可用股骨直径的 1/2 或 1/3,后者可减少肌肉剥离,2 块骨板应成直角固定在股骨前侧、外侧或内侧。异体皮质骨板与宿主骨整合和重塑是一个动态的过程,股骨近端的大块异体皮质骨板植骨在股骨结构性重建中起重要作用。

术中假体周围骨折的预防需要评估骨折的风险。包括获得详细的病史和明确的手术计划。必须拍摄术前 X线片来充分识别任何畸形或者骨量减少的地方,因为这些地方可能会增加术中骨折的风险。根据术前 X 线片预估假体的尺寸,假如选择的植入物不稳定,主刀医生必须在术中仔细检查股骨确保无增加不稳定和内固定失败的骨折。在术中,必须要谨慎对待那些可能导致骨折的高风险过程,比如髋关节脱位,骨水泥去除,股骨髓腔扩髓和假体置入。恰当的软组织剥离对减少外力并获得充分暴露是必要的。如有必要,在取出固定牢固的非骨水泥柄和骨水泥型假体柄的过程中可以应用辅助的外科策略(比如扩大的大粗隆截骨术)。合适的半球形骨刀可以在去除髋臼假体时使用,而在去除股骨假体柄的过程中可以考虑使用环钻。在扩髓准备中,要避免偏心扩髓,可以考虑用骨移植或钢丝环扎来保护骨量丢失的地方。在髋关节翻修术中,术中摄片可以保证扩髓之前导丝放置在髓腔的中心位置。术后马上摄片复查可以检查出术中没有注意到的潜在的骨折。术中假体周围骨折正呈现出越来越多的趋势,它尤其可能发生在非骨水泥假体髋关节翻修术中,通过辨识其高风险的情况可以减少这种骨折的发生。Vancouver 分型方便骨折分类并选择治疗方案。好的治疗方案应当确保各个部分的稳定性、增加骨折愈合的机会。为了优化这些治疗方案,有必要比较术中假体周围骨折固定技术。

四、THA 术后股骨假体周围骨折

(一) 病因及发病机制

目前全髋关节置换术后股骨假体周围骨折已成为继假体松动和复发性脱位之后,导致髋关节翻修的第 3 位常见原因(翻修原因构成比:假体松动60.1%,复发性脱位13.1%,股骨假体周围骨折9.5%)。Mayo医疗中心研究数据表明,初次全髋置换术后PFF发生率约为1.1%,翻修术后PFF发生率增至4%。

许多研究证实,一些危险因素如创伤、骨质疏松、骨溶解、假体松动、手术技术、翻修术等,可以增加股骨假体周围骨折发生率。早期发现这些危险因素并进行适当干预,对于预防股骨假体周围骨折的发生非常关键。

1. 创伤

绝大多数PFF由低能量创伤引起,有些甚至是自发性骨折。来自瑞士国家人工髋关节置换登记系统的1 049例股骨假体周围骨折统计资料表明,75%股骨假体周围骨折是因站立位跌倒或从椅子上跌倒所致,自发性股骨假体周围骨折在翻修术后患者中更常见。Beals等报道分析93例PFF,发现66%股骨假体周围骨折因室内跌倒引起,18%因户外跌倒引起,8%为自发性骨折。

2. 年龄和性别

目前文献报道股骨假体周围骨折发生的平均年龄为60~77岁不等。但将年龄作为股骨假体周围骨折危险因素,存在一定争议。Wu等分析454例非骨水泥型全髋关节置换患者,16例发生股骨假体周围骨折的患者平均年龄为65.6岁,未发生股骨假体周围骨折的患者平均年龄为52.6岁;认为高龄可增加股骨假体周围骨折危险。

Sarvilinna 等对芬兰人工髋关节置换登记系统数据库数据进行分析,认为患者年龄<70 岁是发生股骨假体周围骨折的危险因素,导致以上现象的原因可能在于老年患者因老龄和疾病引起骨质量和骨强度下降、易跌倒等,而年轻患者活动强度大,也使 PFF 发生率增加。有研究报道女性患者 PFF 发生率较男性高,占 52%～70%。但其他研究证明,两者股骨假体周围骨折发生率无显著性差异。

3. 骨质疏松

骨质疏松使骨强度降低、脆性增加。轻微外力如跌倒即可造成骨折,是公认的股骨假体周围骨折危险因素。Beals 等报道,38%股骨假体周围骨折患者有椎体或长骨干骺端骨折史,其他许多股骨假体周围骨折患者即使未诊断为骨质疏松,也有骨质减少的表现。

4. 骨溶解和假体松动

骨溶解及其后出现的假体松动是引起晚期股骨假体周围骨折的最常见原因。许多研究报道股骨假体周围骨折病例股骨假体松动率在 50%以上。来自瑞士人工髋关节置换登记系统的 1 049 例股骨假体周围骨折分析发现,70%股骨假体存在松动,骨溶解由磨损颗粒所造成,最终导致假体松动,而假体松动后又可加速骨溶解,形成恶性循环。因此,该类 PFF 治疗原则是在对骨折进行固定的同时,一定要根除磨损颗粒产生的原因。髋关节置换术后应定期进行放射学检查,早期发现骨溶解和假体松动,及时行翻修手术,避免股骨假体周围骨折发生。

5. 翻修术

髋关节翻修术本身是增加 PFF 的危险因素。Mayo 医疗中心研究数据表明,初次髋关节置换术后股骨假体周围骨折发生率为 0.4%～0.6%,而翻修术后发生率为 1.5%～2.8%。这可能是由于翻修病例存在骨溶解,术中将骨水泥和假体取出时造成皮质穿孔等,导致骨量和骨强度下降所致。瑞士人工髋关节置换登记系统数据表明,股骨假体周围骨折发生率还与翻修次数显著相关,翻修次数越多,PFF 发生率越高;翻修术后至股骨假体周围骨折发生的时间间隔随翻修次数增加而减少,例如初次翻修术后至股骨假体周围骨折发生平均时间为 7.4 年,二次翻修术后至股骨假体周围骨折发生平均时间降为 3.9 年,三次翻修术后至股骨假体周围骨折发生平均时间为 3.8 年,而四次翻修术后至股骨假体周围骨折发生平均时间仅间隔 2.3 年。

6. 手术技术

任何造成骨强度下降的手术操作,均可增加全髋关节置换术后股骨假体周围骨折发生风险,例如骨皮质上螺钉孔、骨水泥或假体取出时造成的骨皮质穿孔等,只要有轻微外力便可导致该部位骨折。实验发现,羊股骨皮质前外侧开窗后,股骨扭转强度降低 44%,用骨水泥股骨柄穿越开窗区并超过 2 个骨干直径距离,股骨扭转强度可恢复至正常时的 84%。此外,如果股骨柄远端存在内固定物(如钢板、髓内钉等），则两者之间的区域是应力集中区，易发生骨折。

7. 其他

类风湿关节炎常伴有广泛的骨质减少，可增加股骨假体周围骨折风险。瑞士髋人工关节置换登记系统数据显示，类风湿关节炎使股骨假体周围骨折的风险增加 1.56 倍，芬兰人工髋关节置换登记系统数据显示，类风湿关节炎使股骨假体周围骨折的风险增加 4.4 倍。

（二）骨折分型

近年来，随着股骨假体周围骨折的发生率的不断增高，对此类骨折进行合理的分型，将有助于治疗方法的选择与疗效的预测。既往文献报道的分型方法多达十余种，常用的为：Vancouver 分型、Johansson 分型和 AAOS 分型，其中 Vancouver 分型是国内外文献中使用最多的分型方法。

1. Vancouver 分型

首先由 Duncan 等于 1995 年提出。包括：A 型：转子间骨折；B 型：假体柄周围骨折；C 型：骨折线在假体柄以远的骨折。Brady 等于 2000 年综合骨折的部位、假体的稳定性和股骨的情况将 A、B 型分为亚型，A 型分为大转子骨折（AG 型）和小转子骨折（AL 型）；B 型又分为 3 个亚型，B1 型：假体固定牢固；B2 型：股骨质量尚可，假体出现松动；B3 型：股骨有严重的骨丢失如骨溶解或粉碎，并发假体松动(图 7 - 1)。Vancouver 分型不仅参考了骨折的部位,还参考了原假体的稳定性和患者股骨的质量,对术中和术后治疗方案的选择及制定都有全面的指导作用,是目前应用最广且易于接受的分型方法。

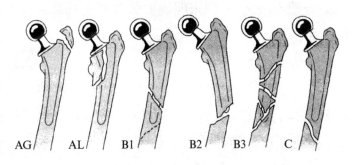

图 7 - 1　股骨假体周围骨折 Vancouver 分型

2. Johansson 分型

由 Johansson 等提出的分型方法,Ⅰ型:骨折线邻近假体末端,假体柄仍留在髓腔内;Ⅱ型:骨折线从股骨干近端部分延伸至假体远端以外,假体柄从远端髓腔脱出;Ⅲ型:骨折线完全位于假体末端以远。Johansson 分型较简明,且详细描述了假体与骨折的位置关系,在一定程度上说明了假体的稳定性对临床治疗方案的选择有一定指导意义,是常用的分型方法之一,但未考虑到骨干的质量等因素。

3. AAOS 分型

Ⅰ型:骨折位于粗隆间线的近端;Ⅱ型:骨折垂直劈裂,但不超过小粗隆下缘;Ⅲ型:骨折延伸至小粗隆下缘以下,但不超过假体柄的中下 1/3 交界处;Ⅳ型:骨折位于假体柄末端处,Ⅳa 螺旋型,Ⅳb 横断型;Ⅴ型:严重粉碎的Ⅲ型或Ⅳ型骨折,涉及假体柄远端以下;Ⅵ型,骨折位于假体以远。AAOS 分型对骨折部位的分型比较全面,是较常用的分型方法之一,但未明确假体与骨折的稳定性及骨干的质量。

4. Mark 分型

Mark 等于 1999 年针对治疗方案的选择将股骨假体周围骨折进行分型,Ⅰ型:稳定性骨折且假体固定可靠;Ⅱ型:骨折不稳定但假体固定仍可靠;Ⅲ型:骨折及假体均不稳定,但股骨骨量正常;Ⅳ型:骨折及假体均不稳定,同时伴有股骨骨质缺损及骨量下降。

Mark 分型涉及了假体与骨折的稳定性及骨干的质量,对治疗方案的选择有较好的指导作用,同时有助于预测术后疗效。

5. Cooke Newman 分型

Cooke Newman 分型为改良的 Bethea 分型。Ⅰ型:假体周围爆裂性骨折,假体及骨折均不稳定;Ⅱ型:假体周围斜形骨折,骨折稳定,但假体不稳定;Ⅲ型:假体尖端骨折,骨折不稳定,但假体稳定;Ⅳ型:骨折完全在假体的远侧,骨折不稳定,但假体稳定。Cooke Newman 分型涉及影响治疗最重要的因素即股骨假体的稳定性,对治疗方案的选择有较好的指导作用。

6. Whittaker 分型

Whittaker 等于 1974 年将股骨假体周围骨折分为 3 型。Ⅰ型：发生于转子间的骨折；Ⅱ型：围绕假体周围的斜形或螺旋型骨折；Ⅲ型：复杂严重的骨折，伴有远端骨折块的分离。Whittaker 分型为文献最早报道的股骨假体周围骨折的分型方法，单纯根据骨折的部位进行分型，简单明了。

7. 其他分型

其他分型包括 Schwartz 分型、Bethea 分型、Jensen 分型、Kavanag 分型、Towers Beals 分型及 Mont Maar 分型，均按照骨折的解剖部位进行分型，对临床治疗缺乏全面的指导作用，目前应用较少。

此外，国内也有部分学者提出了自己的分型方法，但这些方法未得到推广，仅见于个人报道。林向进等根据假体固定是否牢固、骨块的好坏指骨小梁稀疏程度和骨皮质的厚度提出的分型方法，A 型为转子间骨折，A1 型：假体柄固定牢固，骨块好；A2 型：假体柄松动，骨块差；B 型为假体柄尖端周围骨折，B1 型：假体柄固定牢固，骨块好；B2 型：假体柄松动，骨块差；C 型为假体柄远端骨折。该分型方法不仅明确了骨折的部位，还考虑了假体柄有无松动和骨质的优劣，简单明了，有利于正确选取治疗方法。刘玉杰等提出稳定型和不稳定型两种分型：①稳定型：不作处理不影响假体的稳定性，多见于股骨近端小粗隆以上无移位的劈裂骨折;②不稳定型:不作进一步处理影响假体稳定性的骨折,如假体周围及柄端的粉碎性骨折、螺旋型骨折、假体穿出髓腔外的骨折。该分型方法简单且对治疗有一定的指导作用。股骨假体周围骨折的类型多样,分型也较复杂,分型的目的是为了准确评估病情、正确选择治疗方案及避免可能的并发症。因此,在选择分型时应综合考虑骨折的部位、假体与骨折的稳定性及骨干的质量等因素。Vancouver 分型符合这样的标准,是目前最理想的分型方法,可供临床工作者参考与使用。

(三) 诊断

略。

(四) 治疗

目前 THA 后股骨假体周围骨折的治疗方法很多,如普通钢板、钢丝捆绑、Mennen 板、改良 Mennen 板、钢板钢缆固定系统等固定治疗,但各有优缺点,应根据具体情况选择采用。

1. 形状记忆合金环抱器

形状记忆合金环抱内固定器具有重量轻、强度高、耐疲劳、耐腐蚀、抗弯、抗扭转及良好的生物相容性,可在人体内长期存放。无需二次手术取出。可避免骨折愈合后再取出内固定物时发生骨折的风险。环抱器是治疗 Vancouver B1型和 C 型股骨假体周围骨折的较好方法。但环抱器的植入需广泛剥离软组织,局部血运受破坏,影响骨折愈合。

2. 微创内固定系统

生物力学研究提示,实验标本经微创内固定系统(LISS)近侧单皮质螺钉固定的效果更为可靠。LISS 良好的生物学和力学特性,增加了对疏松性骨质固定的稳定性,有利于骨折早期愈合,获得良好的中期疗效,并可有效减少并发症的发生。但对 THA 后股骨假体周围骨折,尤其是 Vancouver B3 型骨折,在周围骨量严重缺失的情况下单用 LISS 能否达到足够的固定强度,目前仍然存在争议(图 7-2)。

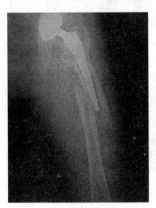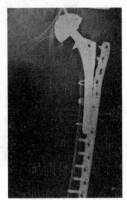

图 7-2　股骨假体周围骨折钢板内固定

3. 锁定加压钢板

Bottlang 等报道,与普通钢板相比,锁定加压钢板(LCP)在抗弯曲负荷下经螺钉转移的应力集中可增加骨干骨质疏松患者发生假体周围骨折的风险;远端锁钉用普通螺钉代替可减少钢板末端的应力集中与全部用 LCP 相比抗弯曲力虽有增加,但抗扭转和抗轴向力则无明显优势。Bryant 等单用 LCP 跨股骨全长固定治疗同侧膝、髋关节置换术后股骨假体周围骨折,效果较好。Kampshoff 等针对不同直径钻头和不同类型螺钉分别采用单皮质和双皮质固定 LCP 于骨水泥鞘,结果发现单皮质固定未导致骨水泥鞘裂纹,双皮质固定与骨水泥鞘损坏相关,短钉帽、细齿槽、双重螺纹螺钉的抗拔力更强;建议双皮质固定时采用 4.5 mm 直径钻头(图 7-3)。

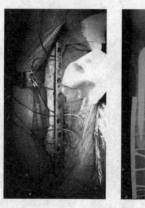
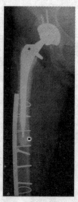

图 7-3　股骨假体周围骨折 LCP 加钛缆内固定

4. 异体皮质骨板

异体皮质骨板是一种生物型钢板,适用于任何形状股骨固定,在近端股骨结构性植骨时与其他固定方法合用,可起重要的连接作用。THA 后低能量创伤或无创伤情况下发生的股骨假体周围骨折,往往由骨质疏松、骨缺损或应力集中所致,因此治疗时应强调结构性植骨或皮质骨板植骨的重要性。股骨假体周围骨折伴局部骨溶解时,建议采用双侧异体皮质骨板进行结构性植骨,并呈 90°或 180°放置。Konrath 等报道将异体皮质骨板植入髓腔,采用骨内膜植骨的治疗方法。异体皮质骨板的弹性模量和强度与骨接近,很少导致应力集中,且异体骨中含有促进骨折愈合的生长因子,免疫反应较小,能促进骨折愈合、增加骨量和强度。异体皮质骨板的缺点是来源受限,有感染血源性传染病风险,剥离较广泛,在理论上会影响骨的血供,但临床上并未发现明显的骨愈合延迟。

5. 碳纤维板

Baker 等报道采用碳纤维板治疗 12 例股骨假体周围骨折患者(平均年龄 76 岁,Johansson 分型Ⅱ型 3 例、Ⅲ型 9 例),结果 11 例平均愈合时间为 4 个月,1 例因假体松动不愈合而接受翻修术。碳纤维板能实现生物学内固定,其弹性模量是正常骨的一半,且抗弯曲能力较强,能提供半坚强内固定,适用于对预后要求不高、年龄较大的患者。碳纤维板应用后因压应力变形而产生大量外骨痂,在骨折愈合初期可使骨折稳定性更强,这些特性适用于骨质疏松的老年患者,更适用于股骨转子间骨折患者。

6. 打压植骨

Tsiridis 等采用股骨打压植骨术治疗 106 例 Vancouver B2、B3 型假体松动患者(89 例行骨水泥长或短柄翻修与打压植骨,17 例行骨水泥柄翻修),长柄打压植骨者骨折愈合时间比短柄打压植骨者短,长柄打压植骨比单用长柄治疗更易促进骨折愈合,打压植骨者比未打压植骨者的骨折愈合率高。对各种骨缺损、骨溶解及骨吸收现象均可行髓腔内的颗粒骨打压植骨,以增加局部骨量,增加假体与骨的接触面,提高假体固定的稳定性。

7. 翻修手术

一般不建议对 Vancouver B3 型骨折用骨水泥型假体进行翻修,仅对全身情况差的高龄患者或预期寿命较短的患者才考虑采用此技术。用广泛涂层非骨水泥型长柄假体治疗 Vancouver B3 型骨折,可提供骨折断端之间的髓内连接,增加髓内稳定性,这种远端骨长入的生物学固定模式为假体及骨组织表面之间提供了长期稳定的紧密压配固定。Briant-Evans 等报道一种与传统清除现有骨水泥方法不同的新技术,在保留固定良好的骨水泥外套的情况下采用骨水泥型假体翻修术治疗 23 例 Vancouver B 型股骨假体周围骨折患者,结果 3 例术后 6 个月死于与手术无关的疾病,1 例太虚弱而未能随访,1 例骨不连,其余 18 例平均愈合时间为 4.4 个月,平均随访 3 年未发现假体松动或下沉。这项翻修技术尤其适用于老年患者和不适宜长时间手术的患者。

8. 特殊治疗

Sakai 等报道采用 Ilizarov 外固定器治疗伴感染的股

骨假体周围骨折。Schwab 等报道采用抗生素灌注的骨水泥棒和骨水泥治疗伴感染的 Vancouver B3 型骨折,疗效均较好。Trikha 等报道采用广泛涂层非骨水泥型长柄股骨带锁钉假体治疗股骨假体周围骨折伴感染不愈合及巨大骨缺损患者,该患者股骨假体周围已多次骨折翻修,术中取出植入物并清除脓肿等感染灶后发现近 2/3 股骨干节段性巨大缺损,股骨干中段中断,感染控制后再次手术但未予植骨,以内锁钉广泛涂层长柄假体治疗,末端以未涂层锁钉固定;术后 4 个月骨折愈合,假体区有新骨形成,患者能不依靠助步器行走。

Maury 等报道采用部分结构植骨和近端股骨置换术治疗 Vancouver B3 型 THA 后股骨假体周围骨折,Park 等和 Berry 报道采用组配型股骨假体柄治疗 Vancouver B3 尚型骨折,Meyer 等报道采用内锁钉有效延长假体柄治疗股骨假体周围骨折,Erhardt 等报道采用非接触桥接钢板治疗股骨假体周围骨折,Young 等报道采用远端带内锁钉的长柄股骨假体治疗 Vancouver B3 型骨折,上述报道多为首次报道,其远期效果有待观察。

(五) 预防

Lindahl 等建议对高风险人群定期行 X 线片复查随访,在股骨假体周围骨折前采取干预措施;骨折的风险因素之一是假体设计,THA 术前选择假体时应考虑这些因素,THA 手术由有经验的医疗中心集中实施有助于预防股骨假体周围骨折。Mukunchn 等最近报道 72 例股骨假体周围骨折患者术后平均随访 2 年的情况,79% 为优良,21% 发生骨不连、松动、脱位或感染等并发症而再次手术;Vancouver B3 型骨折患者内固定失败发生率高,确定经常性脱位、松动、下沉和骨溶解的高危人群,临床和放射学随访有助于避免内固定失败。Harris 等制作人工股骨置换尸体模型(10 例)和配对的合成材料模型(15 例)并分别分为假体良好固定组和假体松动组,以测试内固定失败的假体机械旋转力,结果显示假体松动组因力矩比良好固定组小很多而骨折危险性较大,因此临床上对未骨折而有假体松动和(或)骨溶解的高危人群的随访尤为重要。任何降低骨强度的全身和局部因素均可引起 THA 后股骨假体周围骨折,应引起重视,并开展有针对性的围手术期预防。应综合考虑骨折类型、全身情况、假体有无松动、骨折位置、有无骨吸收等,积极有效地进行治疗,使患者尽早恢复关节功能,减少并发症的发生,合理的营养和适当的功能锻炼可减缓骨量降低,促进骨折愈合。

参 考 文 献

[1] 胥少汀.骨科手术并发症防治与处理[M].2 版.北京:人民军医出版社,2006.

[2] Robert L, Barrack, Robert E, et al.人工髋膝关节置换[M]//周勇刚,王岩,译.3 版.北京:人民军医出版社,2009.

［3］ Haidukewych G J, Jacofsky D J, Hanssen A D, et al. Intraoperative fractures of the acetabulum during primary total hip arthroplasty［J］. J Bone Joint Surg Am, 2006,88(9): 1952-1956.

［4］ Callaghan J J. Periprosthetic fractures of the acetabulum during and following total hip arthroplasty［J］. Instr Course Lect, 1998,47: 231-235.

［5］ Patil S, Sherlock D. Valgus osteotomy for hinge abduction in avascular necrosis［J］. J Pediatr Orthop B, 2006,15(4): 262-266.

［6］ Della Valle C J, Momberger N G, Paprosky W G. Periprosthetic fractures of the acetabulum associated with a total hip arthroplasty［J］. Instr Course Lect, 2003,52: 281-290.

［7］ Masri B A, Meek R M, Duncan CP. Periprosthetic fractures evaluation and treatment［J］. Clin Orthop Relat Res, 2004,420: 80-95.

［8］ Mitchell P A, Greidanus N V, Masri B A, et al. The prevention of periprosthetic fractures of the femur during and after total hip arthroplasty［J］. Instr Course Lect, 2003,52: 301-308.

［9］ Berry D J. Management of periprosthetic fractures: the hip［J］. J Arthroplasty, 2002,17(1): 11-13.

［10］ Springer B D, Berry D J, Cabanela M E, et al. Early postoperative transverse pelvic fracture: a new complication related to revision arthroplasty with an uncemented cup［J］. J Bone Joint Surg (Am), 2005,87(12): 2626-2631.

［11］ Malkani A L, Lewallen D G, Cabanela M E, et al. Femoral component revision using an uncemented, proximally coated, long stem prosthesis［J］. J Arthroplasty, 1996,11(4): 411-418.

［12］ Lindahl H, Malchau H, Odén A, et al. Risk factors for failure after treatment of a periprosthetic fracture of the femur［J］. J Bone Joint Surg Br, 2006,88(1): 26-30.

[13] Pekkarinen J, Alho A, et al. Impaction bone grafting in revision hip surgery. A high incidence of complications[J]. J Bone Joint Surg (Br), 2000,82(1): 103-107.

[14] Piccaluga F, González Della Valle A, Encinas Fernández J C, et al. Revision of the femoral prosthesis with impaction allografting and a Charnley stem. A2 to 12 year follow up[J]. J Bone Joint Surg Br, 2002,84(4): 544-549.

[15] Ornstein E, Atroshi I, Franzén H, et al. Early complications after one hundred and forty four consecutive hip revisions with impacted morselized allograft bone and cement[J]. J Bone Joint Surg Am, 2002,84(8): 1323-1328.

[16] Farfalli G L, Buttaro M A, Piccaluga F. Femoral fractures in revision hip surgeries with impacted bone allograft[J]. Clin Orthop Relat Res, 2007,462: 130-136.

[17] Asayama I, Kinsey T L, Mahoney OM. Two year experience using a limited incision direct lateral approach in total hip arthroplasty[J]. J Arthroplasty, 2006,21(8): 1083-1091.

[18] Moroni A, Faldini C, Piras F, et al. Risk factors for intraoperative femoral fractures during total hip replacement[J]. Ann Chir Gynaecol, 2000,89(2): 113-118.

[19] Meek R M, Garbuz D S, Masri B A, et al. Intraoperative fracture of the femur in revision total hip arthroplasty with a diaphyseal fitting stem[J]. J Bone Joint Surg Am, 2004,86(3): 480-485.

[20] Zaki S H, Sadiq S, Purbach B, et al. Periprosthetic femoral fractures treated with a modular distally cemented stem[J]. J Orthop Surg (Hong Kong), 2007,15(2): 163-166.

[21] Ferrara J M, Wood R D, Uhl R L. Vancouver type B2 periprosthetic

femoral fracture[J]. Orthopedics，2006,29(5)：423-424.

[22] Wu H B，Yan S G，Wu L D，et al. Combined use of extensively porous coated femoral components with onlay cortical strut allografts in revision of Vancouver B2 and B3 periprosthetic femoral fractures [J]. Chin Med J (Engl)，2009,122(21)：2612-2615.